I0837718

Marcas de Victoria de una Princesa

DAILYS GONZÁLEZ

Primera Edición

Categoría:
Inspiración
Religión

Colaboradores:
AutorLab Autopublicaciones
Autorlab.com
Fotografía de portada:
Luis Aguilar
Instagram: @krostyflava

ISBN: 9798597493190
Independently published

Facebook: Dailys González
Instagram: dailysther_g
Correo: dailys14@hotmail.com

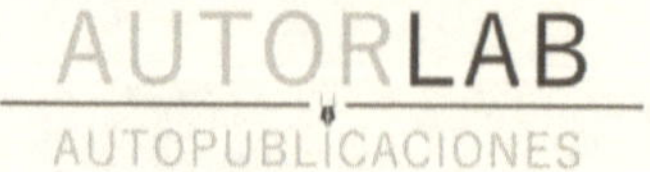

DEDICATORIA

Dedico este libro a todos los padres del mundo que sienten la ausencia de un hijo(a).

A todos los niños y niñas que luchan incansablemente contra el cáncer.

CONTENIDO

AGRADECIMIENTOS

Gracias a Dios que nos da la victoria por medio de nuestro Señor Jesucristo. Porque todas las cosas proceden de él, y existen por él y para él. ¡A él sea la gloria por siempre! Amén.

A mi esposo, Yoni, que creyó y apoyó firmemente día tras día este sueño, a mi hijo, Adriel, por ser parte de esa fuerza que me da alas para seguir adelante, son mi gran bendición.

A mis padres, Reynaldo y Felicia, por estar siempre y ser mi ejemplo de constancia y consagración, a mi hermano Reggie, por su apoyo incondicional.

A la hermosa Ana Laura, que fue la primera persona que me animó a escribir este libro, por invertir tiempo en cada detalle para que esto se hiciera realidad.

A mi hermano en Cristo, Raúl De León, por su tiempo y dedicación.

A todos los lectores que han abierto las puertas de sus corazones.

PRÓLOGO

Es una obra que acapara tu atención capítulo a capítulo, nos llevará a reflexionar, a ser mejores padres y mejores personas; aumentará nuestra fe y nos acercará más a Dios. Un libro interesante y cautivador, basado en hechos reales, con un lenguaje sencillo, donde la autora narra (entre otras cosas) las vivencias, logros, aspiraciones y deseos de su princesa Kaithlyne.

Cada capítulo esta lleno de acontecimientos y lecciones para aprender, donde se involucra a toda la familia; es un ejemplo de la importancia de la unión familiar y de mantenerse firmes en la palabra de Dios, especialmente en tiempos difíciles; cada miembro jugó un rol importante para hacer mejores días en la vida de su guerrera.

Este libro nos muestra la fortaleza y perseverancia de una familia cristiana con dudas e interrogantes respecto a la condición de su pequeña, pero *nunca perdió su fe* en medio de toda adversidad y de pedir sin recibir la respuesta esperada, siempre supo que el Todopoderoso estaba allí con su mano extendida para levantarlos, guiarlos y orientarlos cuando fuere necesario.

Raúl De León

INTRODUCCIÓN

La tristeza puede producir derrota, desánimo y ganas de rendirte ante las circunstancias duras de la vida. Nunca pensé que la tristeza tocaría a mi puerta, su visita trajo consigo malas noticias, pero decidí enfrentarla, mirarla a los ojos y sonreírle con mi corazón. Quizás ella pensó que estaría sola, pero estaba equivocada, a mi lado está el que nunca me ha abandonado.

Ella formó un caos que produjo un gran vacío, sin percatarse dejó en mi casa a la oportunidad, no la dejé ir, más bien la aproveché, le permití acompañarme y narrar al mundo que los milagros no ocurren solamente cuando hay sanidad, sino que el mayor milagro es la salvación del alma, que nos concede la vida eterna.

Soy la mami de una chica hermosa, inteligente, talentosa y carismática que llegó a este mundo sin temerle al futuro; sonrió, lloró, aprendió, enseñó y vivió al máximo, mantuvo presente que nacimos para ser felices y que el mañana no es prometido para nadie.

La enfermedad llegó a su vida con tan solo 14 años, pero la enfrentó con la mayor actitud, con una gran sonrisa hasta sus últimos días, dejó de ser princesa para convertirse en la guerrera más valiente que conozco.

En una ocasión pidió a Dios que no se borraran las marcas en su cuerpo, porque sería evidencia de que Dios le había otorgado la victoria. Llegó un punto en que pensamos que el peligro había terminado y todo volvería a la normalidad, pero todo cambió en un abrir y cerrar de ojos. Las marcas imborrables de su vida quedaron en los corazones de todos los que la conocieron.

Comparto su historia con el mundo para que sean fortalecidos.

Te invito a conocer las…

MARCAS DE VICTORIA

Solo escuché que a las tres y tanto de la mañana empezó a sonar el teléfono de mi esposo. Inmediatamente me senté en la cama, algo me decía "se fue". Empecé a llamar a mi esposo que estaba profundamente dormido. Él, luego de ver el teléfono, me indicó que era mi papá. Mi corazón empezó a latir tan rápido que sentí que el mundo se paralizo por segundos. Me levanté y solo escuché el llanto de Yoni, me quería volver loca buscando ropa y zapatos, en mi desesperación le decía a mi esposo que me llevara al hospital. En el camino ambos lloramos, llegó un momento que el llanto cambió para solo decir "gracias Dios, gracias Dios". Lo repetimos una y otra vez, a pesar de la angustia, le decía a Yoni, maneja con calma, era complicada la situación para ambos.

Es difícil de explicar y poder narrar, solo quien ha perdido un hijo puede saber el desconsuelo tan grande que esto significa. Llegamos al hospital y me bajé del carro totalmente descontrolada, corrí. No entiendo cómo la seguridad del hospital no me dijo nada en la entrada. Subí las escaleras desesperadamente hasta el cuarto piso, pero algo extraño pasó a unos metros de distancia de la habitación donde estaba Kaithlyne: mis pies se paralizaron, sentí que no podía caminar, se me fue el aire, como si no tuviese alma, sentí un peso horrendo, me apoyé en la pared. En ese momento no vi a nadie cerca que me ayudara, no me salía la voz, hice un esfuerzo sobrehumano y empecé a gritar. Mi hermano me escuchó y me ayudó. Me decía: *"Respira, cálmate, ¿puedes entrar?"*. Me calmé, saqué fuerzas de donde no las había, tenía que enfrentarme cara a cara con la muerte, caminé hacia la habitación, entré y estaba mi mamá y Ana Laura.

En la cama mi princesa ya sin vida. No lo podía creer, es algo que nuestra mente no puede asumir. Al caminar todo mi cuerpo temblaba. No grité, pero lloraba en silencio, sentía que el alma se me iba, mi corazón estaba en pedacitos, una parte de mí ya no estaba. (Si hice o dije otras cosas la verdad no lo recuerdo) Es un momento tan doloroso que pierdes la noción del tiempo y el espacio.

Al verla pensé que solo dormía, estaba tan acostumbrada a velar su sueño, que esa fue la impresión que causó en mí. Miré fijamente a mi mamá y le dije Kaithlyne no está muerta, está dormida. Mi mamá me contestó llorando: *"Se nos fue"*. Yo insistía que estaba dormida, la seguía observando, esperando ver su respiración, sentía que era un sueño, me encontraba totalmente perturbada, pero me percaté que sus labios estaban blancos, era indicio que ya no había vida, Dios se la había llevado a su presencia.

Me senté en una silla ya más serena, la veía a la distancia y, a pesar de estar sin vida, se apreciaba tan linda, sonriente y reflejaba paz. Comprobé lo que muchas veces había escuchado, que cuando una persona muere con Dios en su corazón, tiene un rostro hermoso y denota paz.

1

La Princesita

Ahora vivo la vida más alegre, porque sé,
que me queda poco tiempo de vida.

Un 12 de agosto del 2003, a las 3:04 de la mañana, nació en Ciudad de Panamá una princesita hermosa. El nombre que escogimos como padres para ella fue Kaithlyne Sachal.

Yo, su madre, elegí Kaithlyne, que en español es Catalina y su significado es pura. Su papá escogió el segundo nombre Sachal, nombre hebreo cuyo significado es inteligencia.

Siempre estuvimos conscientes de que cada vez que mencionamos su nombre, "Pura inteligencia", marcábamos su vida. Fue una niña sagaz.

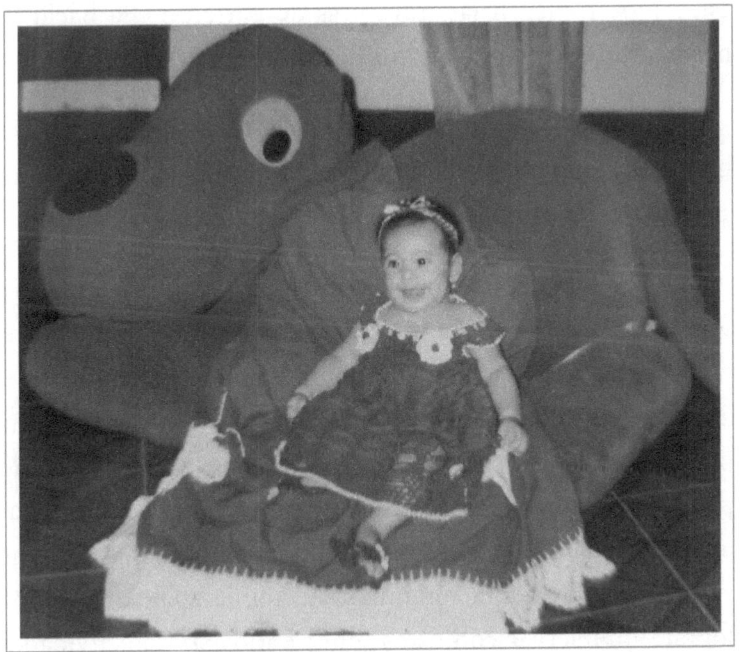

Kaithlyne llenó nuestros corazones de regocijo, diversión y adrenalina al máximo, ya que era súper inquieta. Yo vivía con mis padres, no había niños en casa, era la primera nieta; siempre fue una niña con cualidades aceleradas, su crecimiento y desarrollo eran impresionantes y poco común. Empezó a gatear desde muy temprano y a pararse con la ayuda de los sillones. A los 6 meses de nacida empezó a dar pasitos, pero por indicaciones de su pediatra no se lo permitimos, logramos aplazarlo por un tiempo, no logrando nuestro objetivo, logró caminar perfectamente a los 7 meses de nacida.

En el año 2004 nació su hermanito Adriel y se volvió un poco caótica la convivencia de ambos. Kaithlyne sentía celos y se convirtió en la hermana mayor con tan solo un añito, es así como empiezan las travesuras de parte de ella hacia su hermanito, era un grave error descuidarse por un instante.

En una ocasión se subió a la cuna de Adriel (su hermano), que tenía solo 3 meses, y lo tomó como caballito; si estaba en la cama le daba vueltas hasta querer derribarlo.

Al no saber cómo controlar la situación entre hermanos, tomamos la determinación de llevarla a terapias psicológicas en busca de un apoyo. En la primera sesión la especialista nos indicó que teníamos en nuestras manos a la próxima presidenta de la república y que era nuestro deber como padres buscar la forma de canalizar sus energías y aprovechar ese potencial, a su vez nos recomendó incorporar a Kaithlyne a un centro de orientación infantil y familiar, para que la niña lograra interactuar con otros niños e indagar en actividades que podría desempeñar.

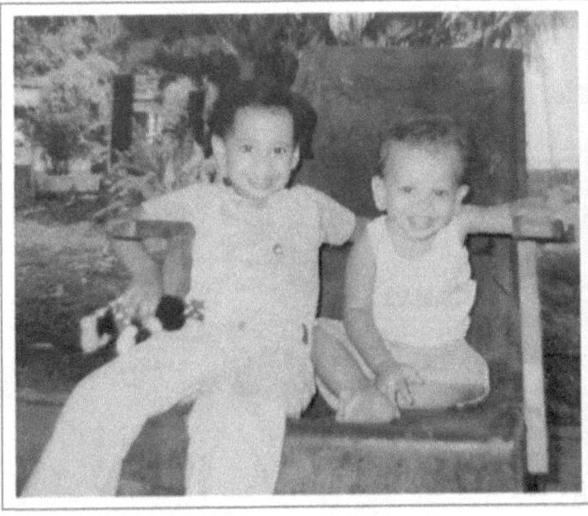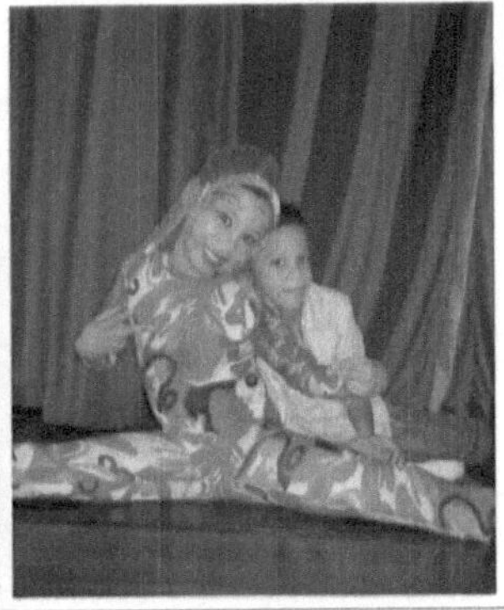

Con tan solo 2 años, Kaithlyne, ingresó a un Coif cerca de casa, solo por unas horas; a los días la maestra nos citó y nos preguntó si la niña tenía dificultades con la audición. La pregunta nos pareció confusa, pero se estaba dando el caso de que la llamaban por su nombre y no atendía. Es allí donde nos percatamos de nuestro error, llamarla por su segundo nombre "Sachal". Ella desconocía por completo su primer nombre. A la vez la maestra nos informó que la conducta de la niña era difícil de manejar y era inevitable trabajar en equipo de lo contrario la niña no podía continuar en el centro infantil.

Nos preocupamos mucho por la situación, por lo tanto, decidimos como familia adaptar los correctivos que nos indicaba la maestra. Poco a poco fuimos enmendando lo que en su momento hicimos mal como padres primerizos. Una de las cosas que aplicamos fue, que al portarse mal o no seguir indicaciones, era sentada en una silla. Era inaudito como esto causaba una alteración en su pequeñito cuerpo, por ser muy inquieta, le costaba permanecer sentada unos minutos.

Las cosas empezaron a cambiar en el comportamiento de Kaithlyne, su maestra nos brindó apoyo excepcional e incondicional en los primeros años de formación escolar. Esto logró que ella jamás tuviese mal proceder en su desempeño escolar.

Ingresó a clases de natación los días sábados y empezamos a ver cambios en su conducta y personalidad favorablemente.

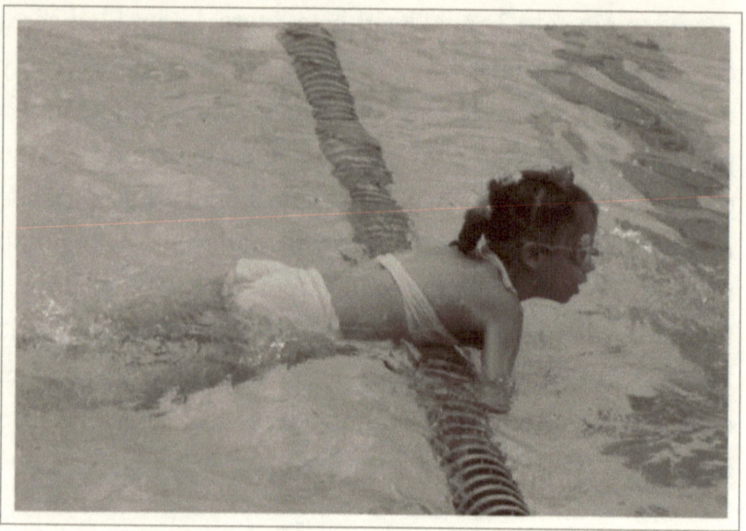

A sus 4 años ingresó al jardín de infancia, esta vez destacándose por su disciplina intachable y amor por los estudios, inquietudes normales como cualquier niño de su edad, pero siempre prudente, tanto que nos brindaron la opción de pasarla de nivel, del pre-kínder directo al primer grado, pero como padres tomamos la decisión de llevarla paso a paso.

En primaria siempre se destacó como una niña sagaz, sobresaliente, de buenos principios, valores cristianos, excelentes calificaciones, logrando en cada año puestos de honor.

En sexto grado representó a su colegio en un concurso de oratoria, a nivel de la regional del área de Panamá Oeste, logrando el segundo lugar, siendo merecedora de una beca cultural.

Felicia (abuela)

Kaithlyne nació en mi casa, vivió en mi hogar alrededor de 7 años. Describirla es un poco complicado para mí, una niña extremadamente estudiosa, formal, educada, inteligente, muy madura para su edad, pero ingenua. Sin amigos, sin compinche, muy de su casa, con una vida íntima con ella misma.

Soñadora, visionaria, una de sus cualidades era siempre pensar en las demás personas, especialmente en los niños y los animales que sufrían. Ella se preguntaba siempre: ¿Cómo hay personas que maltratan a los animales? ¿Por qué sufren los niños? Uno de sus sueños era crear una fundación para los animales desamparados y maltratados, recuerdo que traté de suprimir la idea de la fundación, a lo que me dijo firmemente: "Mamá, yo voy a tener esa fundación". A lo que respondí: "Sí, Kaithlyne, tú vas a tener esa fundación".

Era persistente y cuando se proponía algo, lo conseguía.

Otra cualidad muy hermosa era, desde muy pequeña, escuchar historias bíblicas, le interesaba hablar conmigo de la palabra de Dios, la cual interpretaba con gran madurez.

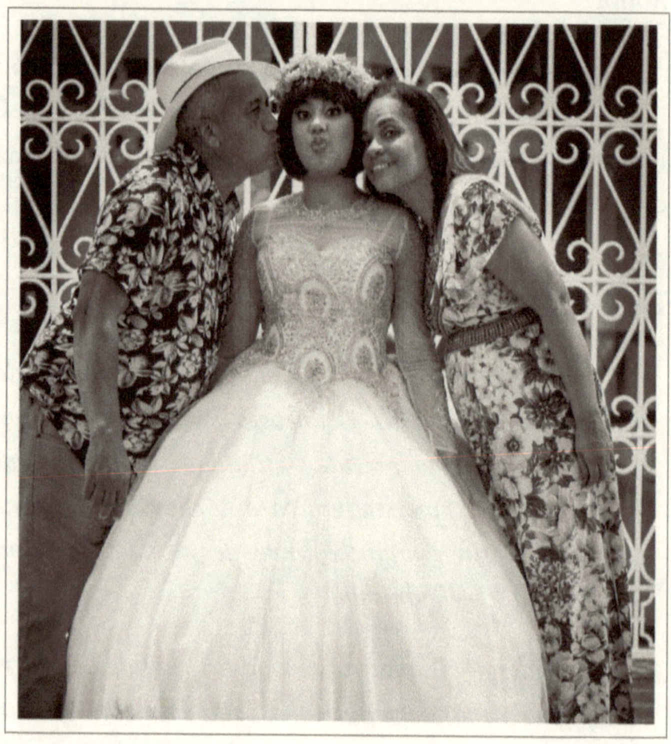

Recordarla es volver a vivir buenos e inolvidables momentos como sus presentaciones en el ballet, música en la Fundación Danilo Pérez, en los concursos colegiales y nunca olvidaré el concurso que preparamos para representar nuestra iglesia, un estudio del libro de Nehemías, obteniendo el primer lugar; realmente extraordinaria y su última presentación en la banda de música de su colegio. Agradezco a Dios por permitirme estar con ella y disfrutar todos y cada uno de esos momentos.

Así transcurrió la vida de mi niña, verla crecer, dar sus primeros pasos, sus primeras palabras, inquietudes, pero siempre con una sonrisa hermosa.

La denominación evangélica a la cual pertenezco, realizó un concurso bíblico del libro de Rut, Kaithlyne se enteró un sábado en la tarde de este y al siguiente día ya se efectuaba el evento. Ella deseaba participar y representar a su iglesia. Le señalé que estaba muy próximo y que no contaría con el tiempo necesario para el estudio, pero su respuesta fue clara y contundente: *"Lo voy a intentar"*. Toda la tarde leyó y estudio con su abuela, el domingo se levantó muy temprano, entusiasmada a repasar, decía ese premio es mío. Yo, la verdad, nunca cuestioné el potencial que tenía mi hija e incluso admiraba la capacidad de su memoria eidética o fotográfica, pero a la vez sentía que por ser un concurso programado meses atrás, los demás concursantes contarían con una preparación. Como madre nunca la subestimé, por el contrario, la apoyé y le dije: "Vas a ganar, vamos por ese premio". Llegamos a la iglesia, y un joven conocido de esa congregación nos preguntó si Kaithlyne participaría en el concurso. Le contesté que estaba en lo correcto y me explicó que los adolescentes de su iglesia tenían meses estudiando. Sonreí y le dije: "Mi pupila solo estudió ayer en la tarde, pero la veremos en acción". Él se rio a carcajadas y me dijo: *"Qué va, la veo mal"*.

Cuando el concurso comenzó, yo observaba de lejos a Kaithlyne, se notaba paciente y segura, las preguntas iniciaron y ella se mantuvo imparable, no había pregunta que no respondiera con seguridad hasta obtener el primer lugar. El joven se acercó luego del concurso y me dijo: "*Guau, esa niña es impresionante, tiene una memoria de otro nivel*".

Como Padres siempre nos alivió el que mantuviera una postura independiente; de pequeña le pusimos por sobrenombre 'la cholita', ya que todo lo deseaba hacer sola, sin ayuda, decía: "*Yo lo hago cholita*". Siempre mantuvo esa postura de querer descubrir el mundo. Le encantaba estudiar, en las vacaciones sus frases favoritas eran "*Estoy aburrida*" "*Cuando empiezan las clases*". Por tal razón se despertó en ella la pasión por la lectura. Le encantaba leer, pero su libro favorito era la Biblia. Su abuela Felicia, a quien llamaba mamá, todas las navidades y cumpleaños le regalaba biblias interactivas y eso lograba aumentar el interés por la palabra de Dios.

Nunca era extraño escuchar de sus maestros de escuela dominical en la iglesia que Kaithlyne los ponía de vuelta y media con sus preguntas profundas y analíticas, tanto que ellos tenían que prepararse muchísimo. Aun así, no se conformaba, llegaba a casa a preguntarle a su abuela Felicia si las respuestas que le facilitaban eran las correctas, siempre en ella hubo el interés por la palabra.

En sus tiempos libres veía videos en internet de repostería, su sueño era ser Chef de pastelería para realizar grandes pasteles, pero también le fascinaba dormir cuando tenía la oportunidad. Siempre fue una niña de pasar mucho tiempo a solas en su habitación.

Desde pequeña siempre le llamó la atención el *ballet*, pero no se daba la oportunidad. En el año 2011 Kaithlyne tuvo una compañera de colegio que tomaba clases de *ballet* y, por supuesto, ella llegó a casa con toda la información detallada, logramos inscribirla a los 8 años en el *ballet*, donde también recibía clases de preparación física, danza española y folclore.

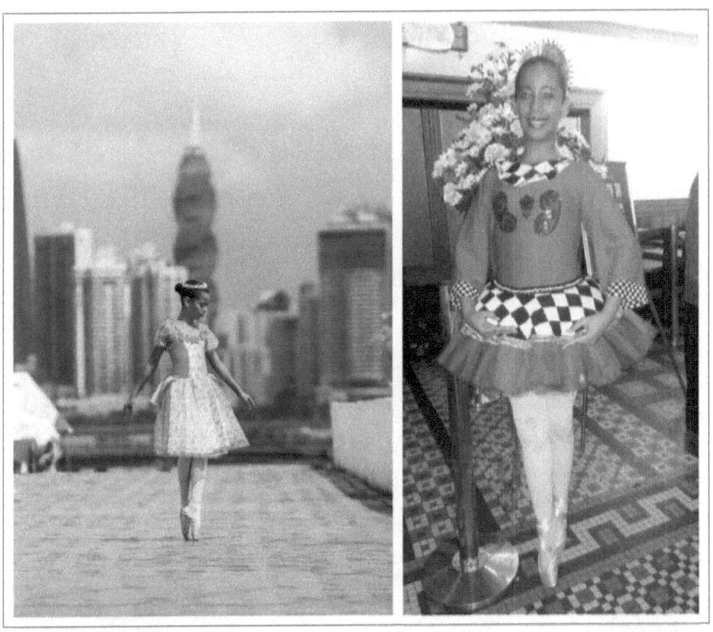

Kaithlyne amó esta disciplina, al principio asistimos 2 veces a la semana, luego 3 veces, hasta que nos tocó ir todos los días hasta las 8 p. m. Recuerdo que la pasaba a buscar al colegio y ya se encontraba cambiada con su atuendo de *ballet*, tomábamos el bus, comía y se dormía. Al salir de las clases su papá nos pasaba a buscar y enseguida se dormía en el carro; al llegar a casa inmediatamente se ponía a estudiar, si estaba muy cansada se iba a dormir, pero antes le pedía a su papá que la levantara a las 3:00 am para hacer sus deberes, era muy disciplinada, nunca descuidó sus estudios, no bajó sus calificaciones, como padres nos sentimos satisfechos y creemos que valió la pena todo el esfuerzo, eso la hacía inmensamente feliz.

Decidimos, como padres, que Kaithlyne debía incursionar en el mundo de la música, y una vez a la semana tomaba clases privadas de piano en casa con un amigo de la familia.

Un sábado nos acompañó a las clases de batería de su hermano en la Fundación Danilo Pérez, allí siente interés por inscribirse a clases de piano, de esa forma continua su travesía en el mundo de la música.

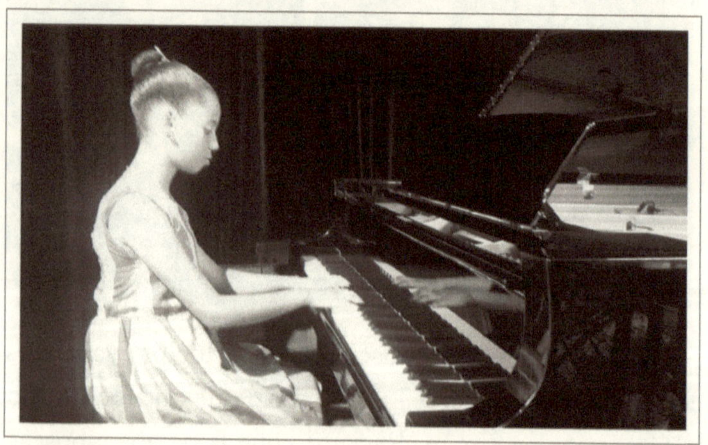

Luego de 5 años consecutivos en el *ballet*, Kaithlyne nos dijo que no deseaba continuar con sus clases, esto nos asombró, no podíamos creer lo que escuchamos, le pregunté en broma "¿Tienes fiebre?". Ella sonrió y me dijo: "*Es en serio, mami*". El *ballet* significaba su vida, sacrificios, futuro, pero sobre todo un sueño que amaba, pero era una decisión tomada y la apoyamos.

Un sábado esperando que su hermano culminara sus lecciones de batería, Kaithlyne se fue a observar por los salones y cuando regresó me dijo que sentía interés por tomar clases de saxofón. Le dije que no estaba de acuerdo, que debía aprender un instrumento a la vez. Ella me dijo que podía con las dos clases, porque ya no seguiría en el *ballet*. Le di otro argumento: no había dinero. No me contestó y se fue… Cuando su hermano culminó su lección, ella no estaba. Él salió a buscarla, regresó y me dijo: "*Mami, Sachal, está en la administración*". Cuando ella salió me dijo que el próximo sábado empezaría clases de saxofón. Le recalqué lo dicho al principio y me dijo emocionada: "*Me van a becar, ya hablé con la señora Aleida*". Otra vez demostró que lo que se proponía lo lograba, ella era de un carácter fuerte, intenso y apasionado.

Aleida (Fundación Danilo Pérez)

Mi querida y recordada Kaithlyne, me dijiste: "Quiero aprender a tocar saxofón". Mi respuesta fue "Sí". Pensé en que te íbamos a dar la oportunidad de tocar 2 instrumentos musicales y tu entusiasmo, disciplina y determinación por la música hasta me hizo imaginar verte graduada como la primera saxofonista panameña en algún prestigioso conservatorio internacional. Hoy puedo decir, tú me distes más de las 2 oportunidades que yo pensé te daríamos si te aprobaba una beca, porque junto a tu hermosa familia, tu incansable, incondicional y luchadora madre, tu hermoso hermanito, tu padre y abuelos, nos abriste las puertas de tu hogar y nos contabas cómo manejabas tu realidad ante un diagnóstico médico que ofrecía pocas esperanzas de curarte. Recuerdo el día que llegaste y te quitaste el sombrero rojo para enseñarme la cirugía y me dijiste: "Los médicos dicen que me voy a morir pronto". El corazón se me apachurraba porque me preguntaba, ¿cómo le hace una niña para poder soportar tanto dolor y seguir sonriendo a los demás? Siento que leías mis pensamientos o yo no sabía esconder mi cara de preocupación, porque en medio del silencio me dijiste: "Yo confío en Dios". Allí comprendí cuando todo nos falla, la fe en Dios nos da la fortaleza y genera paz para afrontar las adversidades de la vida. También recuerdo un día que te reías mucho contándonos historias y nos dijiste: Ahora vivo la vida más alegre porque sé lo que dijeron los médicos a mi mamá (me queda poco tiempo de vida) y la vida es bella, así que antes era más seria, ahora me rio más". El día que te despedimos porque te habías ido al cielo dijeron: "Kaithlyne quiso estudiar saxofón (respiré profundo y me pregunté qué te había dicho, no me acordaba), le pidió ayuda a la administradora y ella le aprobó una beca para que estudiara". Uf, que respiro, en medio de la tristeza, le di gracias a Dios porque cuando dijiste quiero él me iluminó a decidir correctamente, si no, hoy en mi conciencia tendría la pena de no haber hecho nada para regalarte momentos bonitos en este corto tiempo que estuviste con nosotros o no haber sido capaz de darle alegría a una niña que la puedo describir como un hermoso "arcoíris". Ahora pienso más en las respuestas que les doy a las personas, porque me acuerdo de ti, Kaithlyne.

Aleida es muy especial para nuestra familia, no solo como profesional en su área laboral, sino como persona. Ha sido un ángel que Dios ha puesto en nuestro camino.

Es así como Kaithlyne inicia una nueva pasión, amor por un instrumento que no conocía, pero que se convirtió en el número uno. Al salir de su primera clase de saxofón, su rostro expresaba que era lo mejor que le había sucedido y que lucharía por ser una gran saxofonista.

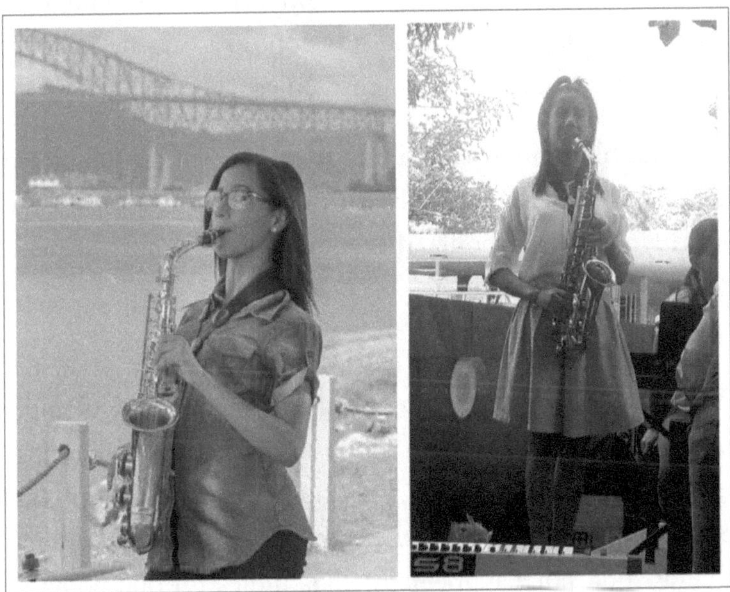

Llegan nuevos retos, experiencias divertidas y únicas con la música en la Fundación Danilo Pérez, lugar que fue su segundo hogar, una familia singular, con profesionales en toda la extensión de la palabra, que acogieron a mis hijos con los brazos abiertos.

Como padres amparamos cada sueño y anhelo de

nuestros hijos, nuestra satisfacción era ver una gran sonrisa en el escenario cada vez que tenían un cierre de fase musical. Kaithlyne disfrutó la oportunidad de participar por varios años, de las clínicas y conciertos en la Fundación Danilo Pérez, los recuerdos han quedado plasmados en cada foto y video que conservamos.

En el cumpleaños n.º 13 de Kaithlyne, su padre antes de salir a laborar la despierta con una sorpresa especial no esperada por ella, su primer saxofón. Al inicio se enojó por ser despertada, pero cuando reaccionó, su cara de felicidad no tenía precio, fue un momento único.

Kaithlyne ingresa a la banda de música de su colegio, allí seguía perfeccionándose en el saxofón. Cada cosa que Kaithlyne se proponía hacer era con amor, esmero, responsabilidad y eficacia.

En diciembre del 2017 decidimos viajar y pasar año nuevo en familia en la republica hermana de Colombia, exactamente en Medellín, fue una experiencia hermosa, excepcional y placentera. En unos de los tours Kaithlyne empezó a tener dolor de cabeza, mareos y ganas de vomitar. Fue asistida por paramédicos, ellos indicaron que podía ser por la altura, hoy sabemos que estaban iniciando los síntomas.

En el mes de enero a mi esposo Yoni le cambiaron el turno de 3 p. m., a 11 p. m. Todas las noches nos sentamos a ver televisión y a esperar que llegara, hasta que una noche les dije no podemos estar perdiendo el tiempo, había que aprovecharlo con reuniones bíblicas familiares. Las hicimos todas las noches, oramos, cantamos y leímos la palabra juntos y así esperamos que llegara papá a casa. Siento que fue una preparación espiritual a lo que venía que era muy fuerte. Algo que sí me llamaba la atención a la hora de las peticiones: Kaithlyne pedía oración por Josué un primito de 4 años que tenía cáncer, al pasar los días notaba que ella no variaba su petición, no quería cambiar su enfoque, le solicité pedir otra petición y ella firmemente me dijo: "*Quiero seguir orando por él, nadie siente su dolor, es muy severo*". Guardé silencio, ella continuó todos los días, por un mes en la misma petición.

2

El Proceso

"*Para que la prueba de vuestra fe, mucho más preciosa que el oro, el cual perece, bien que sea probado con fuego, sea hallada en alabanza, gloria y honra, cuando Jesucristo fuera manifestado*".

1 Pedro 1:7

El domingo 18 de febrero del 2018 en horas de la tarde, Kaithlyne empezó a tener dolores de cabeza, le proporcionamos un analgésico, se acostó a dormir y se levantó bien. En horas de la madrugada del lunes se presentaron nuevamente los dolores de cabeza, pero con vómitos. En la mañana el papá la llevó al médico donde le enviaron inyecciones para controlar los vómitos y medicamentos para el dolor de cabeza. El jueves los síntomas desaparecieron y el viernes nos fuimos a comprar útiles escolares en un centro comercial, porque se aproximaba el nuevo año escolar, luego fuimos al cine, a comer y todo marchaba bien.

El sábado 24 de febrero del 2018 empieza el proceso fuerte. Me levanté, fui a la habitación de Kaithlyne y le pregunté cómo se sentía. Me dijo: "*Muy bien, mami*". Su papá y yo salimos a un ensayo musical, le expliqué que cualquiera situación le notificara a su abuela, igual a cada instante le chateaba para saber cómo estaba. En una de las últimas conversaciones me dijo que el dolor de cabeza había vuelto, le pedí ir donde su abuela, que vive en frente de nuestra casa, a tomar el medicamento.

Felicia (abuela)

Kaithlyne me dijo "Mamá me duele mucho la cabeza". Le pregunté: "¿Te bañaste y te echaste agua en la cabeza?". Me respondió que sí y que se había tomado un medicamento. Le pedí que se acostara, le coloqué una pañoleta mojada en la cabeza, a los minutos me dijo: "No aguanto la cabeza y se me está durmiendo la lengua". Corrí a decirle a mi esposo Rey que la lleváramos al hospital, llamé a mi hija y a su esposo, que se encontraban en una práctica musical en la ciudad para una ministración de la iglesia. Les dije: "La niña no se siente bien". Ellos me dijeron que la llevara al hospital, la esperarían allá. Así lo hice, cuando llegué al hospital ya me esperaban, esa fue la última vez que vi a mi niña con ímpetu y dinamismo acostumbrado.

Mi esposo y yo salimos hacia el hospital. Como llegamos antes, notifiqué de la situación de la niña. Llenaron su expediente clínico, por los síntomas asumieron que podía ser un derrame. Mi corazón latía fuertemente y pedía a Dios que metiera su mano, porque él siempre tiene el control de todo.

Al llegar mis padres con la niña al hospital la recibieron e inmediatamente la ingresaron al área de choque de urgencias (también se le conoce como área de reanimación, es donde se atiende a pacientes que presentan situaciones críticas), la canalizaron y trataron de disminuir los dolores de cabeza.

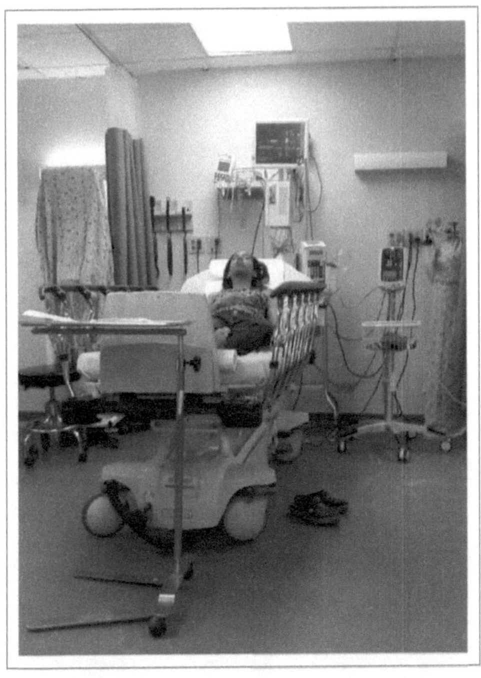

Le realizaron una tomografía computada de la cabeza, mejor conocida como TAC cerebral (es un examen sin dolor que utiliza una maquina especial de rayos X para tomar imágenes del cerebro), los médicos deseaban saber por qué los dolores de cabeza, nos hacían muchas preguntas abrumadoras como: *¿La niña recibió algún golpe en la cabeza? ¿Se cayó?* etc. En menos de dos horas nos encontramos frente a la pediatra en su consultorio y nos decía: "*¡Tienen que ser fuertes!*".

La tomografía arrojó que la niña tenía una masa en el cerebro, que no podía ampliarnos el tema, debía ser hospitalizada, y que el neurocirujano llegaría a las 4:00 am, Kaithlyne no debía enterarse de nada para su tranquilidad.

Recuerdo que caminé de una forma tan liviana por un pasillo que se me hizo largo… lloraba sin saber qué hacer, las personas me observaban, pero nada me importaba en ese momento. Mi mamá se encontró conmigo en el pasillo, me abrazaba y me preguntaba qué había pasado. Yo no podía hablar, las palabras se entrecortaban, sentía que se me iba el aire, ya calmada le conté lo que estaba aconteciendo.

Felicia (abuela)

A partir de ese momento se inició un nuevo episodio de vida en nuestra familia, nunca seremos los mismos, esto nos transformó por completo en todas las áreas de nuestra vida, como personas y cristianos, se cerró una etapa e inició otra.

Reggie (tío)

Mi Nombre es Reggie González, tío de Kaithlyne, mejor conocida como Sachal, que es con el nombre que desde muy chiquita le llamamos todos sus allegados.

Sachal siempre fue una niña y adolescente muy inteligente e interesante. Cuando ella quería algo, lo quería de inmediato, insistía hasta obtenerlo. Con todo y que Sachal vivía en la casa del frente, solo nos veíamos los fines de semana, pues yo casi nunca estaba.

Un día estaba en casa de mi novia, mi familia me llamó y nos dio la noticia de que a Sachal se le había dormido la lengua y la mitad del cuerpo.

Nos preocupamos y fuimos inmediatamente al hospital.

Estábamos todos sentados afuera esperando a que Sachal saliera e irnos a casa. Ya que jamás pensamos que podía ser algo tan malo.

Al pasar unas horas, mi hermana sale de hablar con el médico y nos da la peor noticia que podíamos recibir. Resulta que a mi sobrina le habían detectado una masa en la cabeza y se tenía que quedar hospitalizada.

Lo primero que se te viene a la mente es lo peor, es como recibir un balde de agua fría.

Abrazamos a mi hermana y confiamos en Dios de que todo iba a salir muy bien. Esa misma noche regresamos a la casa de mi novia, buscamos almohadas y sábanas para que mi hermana se quedara en el hospital, ya que solamente se podía quedar una persona con Sachal.

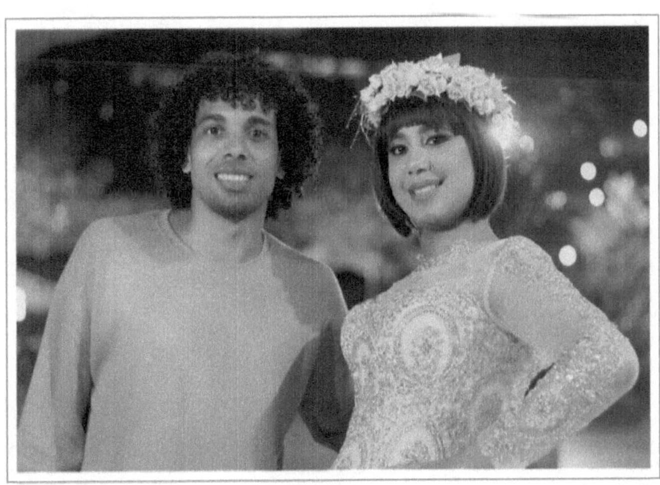

Fue una noche amarga, larga y complicada, ver como Kaithlyne gritaba por los dolores fuertes de cabeza, que menguaban solo por periodos cortos en el que el medicamento hacia efecto. Escuchar a un niño de 2 años, en la cama de al lado, llorar toda la noche y ver a su madre angustiada porque desconocía el motivo del llanto, del otro lado una niña de 6 años que iba ser intervenida por cuarta vez del corazón. Todo cambió en un abrir y cerrar de ojos.

A las 4:00 de la mañana llega el neurocirujano pediátrico y me lleva al computador, me muestra el resultado del TAC cerebral, donde se podía observar una masa en el cerebro, me indica a la brevedad posible que ya había sacado una cita para el martes de esa semana, le harían una resonancia magnética (técnica no invasiva para obtener información sobre la estructura y composición del cuerpo a analizar), la cual mostraría realmente qué era la masa, pero que por su

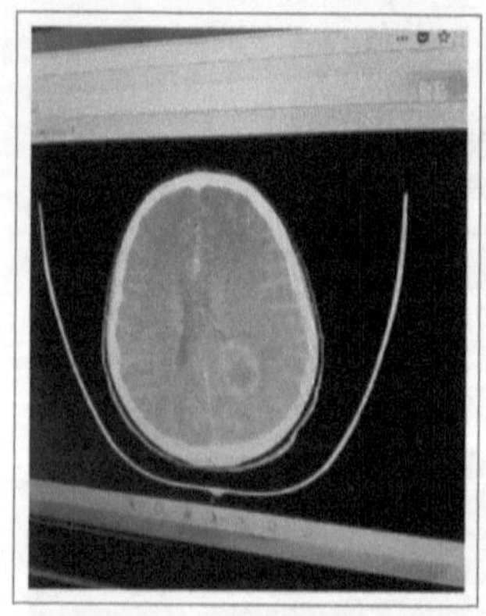

experiencia consideraba que era un tumor cerebral, además la resonancia permitiría ver las lesiones del tejido cerebral, su localización y tamaño, pero igual había programado la operación para el siguiente lunes 5 de marzo, porque el panorama no era alentador.

En ese momento era la peor noticia que había recibido en mi vida, por un instante sentí que estaba sola contra el mundo, empecé a llorar y el neurocirujano me dijo: "*No llore…tiene que ser fuerte, debe regresar a la habitación y la niña no la debe ver en ese estado*". Empecé a secarme las lágrimas, pero no podía controlarme, se acercó un enfermero, me abrazó y me dijo: *"No se preocupe, usted va a salir de esta"*. Regresé nuevamente al cuarto como si nada estuviera pasando. Se hace fácil decirles a nuestros semejantes no llores, no estés triste, levanta el ánimo cuando no palpamos a plenitud el dolor que siente la persona en ese instante.

Ese día Kaithlyne escuchó música durante todo el día, encontré una canción que se volvió un himno en nuestras vidas, cada vez que la cantamos, confesamos que Kaithlyne viviría para la gloria de Dios y su testimonio seria impactante.

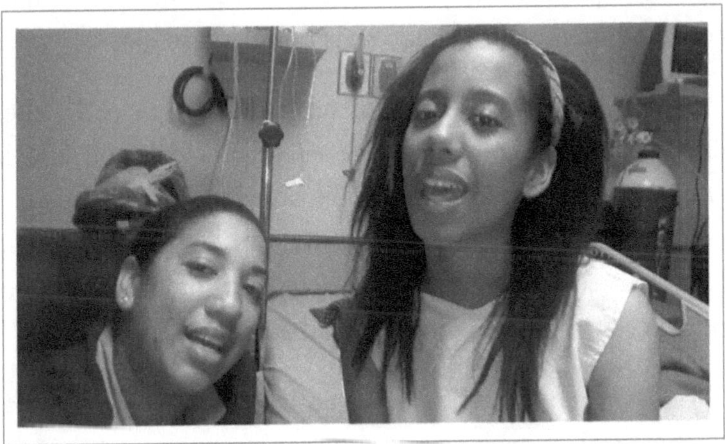

En los próximos días se le realizó la resonancia magnética, la cual indicó que se trataba de un tumor cerebral y sus síntomas podrían ser cefalea, convulsiones, alteraciones motoras sensitivas, en el campo visual, en el lenguaje, en la memoria, cambio de personalidad, náuseas, vómitos entre otros.

La cefalea es el síntoma inespecífico más frecuente por

eso los dolores de cabeza persistían y el neurocirujano nos explicó que no iban a desaparecer hasta que se realizara una resección del tumor.

Era tan extraño todo esto, que en ocasiones Kaithlyne decía *"viene"*. La primera vez le pregunté quién venía. Pensando que tenía alucinaciones por los medicamentos, pero me contestó que venía el dolor y enseguida gritaba, porque eran muy fuertes, me explico que recibía punzonadas en su cabeza que le indicaban que el dolor venía con intensidad, su ojo derecho se empezó a desviar y no veía bien, otro síntoma que era común (pérdida de signos focales), esto era algo que a Kaithlyne le preocupaba y me preguntaba constantemente que cuando se le arreglaría su ojo.

Por orden de los médicos no le debía decir nada, ellos enviarían un psicólogo que se encargaría de explicarle la situación, pero nunca sucedió. Nos intranquilizaba que ella escuchara en los cambios de turno el diagnóstico, por lo tanto, su papá decidió informarle, ella lo tomó con sosiego, por el contrario, pidió cero preocupaciones.

Como era de esperarse la noticia empezó a correr, las iglesias a nivel nacional se activaron en oración y ayuno a favor de la salud de Kaithlyne. Recibimos llamadas y mensajes de texto de familiares, amigos, conocidos, compañeros de trabajo y de personas que jamás quizás conoceremos de países como Colombia, Argentina, Venezuela, Estados Unidos, Costa Rica entre otros.

Estando en esa habitación de hospital, Kaithlyne me dijo que le dolía mucho su brazo, era muy complicado para las enfermeras encontrarle las venas, casi siempre la lastimaban al canalizarla, me preguntó qué cuántas veces más la tenían que inyectar, ya no quería que la puyaran, la mamá del niño que se encontraba en la cama de a lado, le mostró todas sus cicatrices, tenía marcas de puyadas hasta en la planta de los pies, inmediatamente la reacción de Kaithlyne fue decir: *"Prometo que más nunca me quejaré"*.

En una rutina médica llegaron 3 neurocirujanos quienes me indicaron que se encargarían de la operación de Kaithlyne, me dijeron que tenía que estar consciente, era una operación muy difícil, la niña tenía un 99% de probabilidad de morir, un 1% de sobrevivir y quizás en estado vegetativo. Recuerdo que lo único que les conteste fue: "La última palabra la tiene Dios". Uno de los médicos me dijo: *"Señora, usted debe ser realista ante la situación"*. Yo solo guarde silencio porque **1 Corintios 2:14 me enseña que el hombre natural no percibe las cosas que son del Espíritu de Dios, porque para él son locura, y no las puede entender, porque se han de discernir espiritualmente. (Reina Valera 1960)**

Yoni (papá)

Kaithlyne estando en el hospital me dijo que una pieza del saxofón estaba dañada, me preguntó si la podía llevar a reparar para cuando ella saliera del hospital estuviera lista para tocar. Me dirigí a una casa musical a llevar el saxofón, decidí irme en taxi, no deseaba conducir, de regreso el conductor del taxi me preguntó qué me sucedía. Quizás su pregunta fue por mi rostro decaído, le dije que mi hija estaba entre la vida y la muerte, el taxista detuvo el auto y se puso a llorar, me dijo que él era un hijo de pastor, pero estaba apartado de los caminos de Dios, me indicó que Dios le había dado muchas oportunidades y él no las había aprovechado, que no entendía como una niña podía estar en esa situación mientras él estaba bien. Yo solo le dije Cristo te ama y tiene propósitos contigo, que como cristianos debemos aceptar la voluntad de Dios y, aunque nos duela, tenemos que seguir amándolo; cuando le fui a pagar no me cobró y me dijo que llamaría a su papá para poner su vida en orden.

Los días continuaron su curso, pero proseguimos en oración, creyendo con mucha fe en que Dios como siempre tiene todo control, poder y que él podía hacer un milagro.

"Porque nada hay imposible para Dios". Lucas 1:37. (RVR)

Una noche llegó a la habitación del hospital, donde estaba Kaithlyne, un niño de aproximadamente 8 años con su papá, oriundos de una comunidad indígena de nuestro país, me llamó mucho la atención que el niño no tenía cabello, no podía caminar y para agravar la situación al papá le faltaba un brazo, ese día aprendí una gran lección de vida que **marcó** mi vida, en medio te toda esa situación con paciencia y cariño ese hombre cargaba a su niño, lo llevaba al baño y estaba pendiente de cada detalle. Llegó la mañana, mediodía y el señor no se separaba de su hijo ni para ir a comer, empecé a conversarle poco a poco y me explicó que venían de una provincia lejana, que su hijo tenía cáncer, que tenían varios años con quimioterapias y que él era el encargado de todo lo referente al niño, porque tenía a parte de ese, 5 niños más y su esposa se quedaba en casa con ellos para cuidarles. Prosiguió contándome que el venir hasta la ciudad les costaba mucho, enseguida medité que quizás no tenía dinero, pero no me atrevía a preguntarle, lo que hice fue ofrecerme a vigilar al niño, por si deseaba comer, bajo su cabeza y fue allí donde le pregunté si contaba con dinero para comer, con una voz susurrante me dijo que no tenía nada… El día anterior unos amigos (Gerardo y Chanel) a pesar de que las visitas estaban canceladas, llegaron hasta el hospital a ver como seguía la salud de Kaithlyne, como no pudieron ingresar al hospital, le hicieron una video llamada desde los estacionamientos, la saludaron y le dejaron $10.00 a mi mamá, yo en el momento me pregunté por qué lo habían hecho, conversando con este señor, lo recordé y le entregué los $10.00. La cara de alegría del señor al ver el dinero quedó grabada en mi memoria, con lágrimas en sus ojos agradeció, pero le dije le daré las gracias a los amigos que lo dejaron, él no me entendió, pero yo sí sabía lo que hablaba. Enseguida me pidió que le cuidara al niño para poder ir a comer.

Hoy entiendo que las personas que tienen un familiar en el hospital estan muy afectadas, en sus emociones y economía. Agradezco a Dios porque nos sostuvo económicamente todo el tiempo, amigos y familiares al visitar a Kaithlyne le dejaban dinero, lo cual era utilizado para comida, transporte y eso era un gran apoyo.

Reggie (tío)

Pasaron los días y nos dieron la noticia de que a Sachal había que sacarle el tumor de la cabeza, ya que seguiría creciendo y jamás mejoraría si no lo hacían. Todos sabemos que una operación en la cabeza es algo sumamente delicado, nos angustiamos al pensar que no pudiese salir de esa operación.

Esperé la hora de la visita y fui a verla, ese día estaba estable y pudimos conversar un poco. Al pasar los días seguí asistiendo a las visitas, pero solo dejaban pasar a una persona, pero siempre estuvimos en la parte de abajo del hospital, toda la familia dándonos apoyo mutuamente.

Quién iba a pensar que la vida nos iba a cambiar de un día para otro.

Después de varios días, una noche vine a casa a descansar, estaba sola, sentía que no podía más, mis fuerzas flaqueaban, llegué a mi habitación, literalmente me tiré al suelo a llorar y llorar. Le pregunté a Dios por qué estaba permitiendo esta situación. No entendía nada, era una época en la que estaba sirviendo sin reservas tanto en mi congregación como en el ministerio *Nacidos para adorar*, seguía preguntando: "¿Por qué permites esta prueba tan dura?". A veces somos atrevidos e irreverentes, reclamamos o nos quejamos sin tener derecho alguno como lo hizo Job en el capítulo 16 de su libro, teniendo luego una respuesta contundente en el capítulo 38, de parte de Dios. Quizás no sea la única que en un momento de desespero haya hecho esto, pero al no escuchar su voz, recapacité y solo le dije: "Te necesito más que nunca, haz un milagro para que Kaithlyne no sea intervenida". No sé cuántas horas estuve allí tirada, perdí la noción del tiempo, pero ese tiempo con Dios renovó mis fuerzas.

"Pero los que esperan a Jehová tendrán nuevas fuerzas; levantaran alas como las águilas; correrán, y no se cansaran; caminaran, y no se fatigaran". Isaías 40:31. (RVR)

En esa misma semana, Kaithlyne recibió la visita, por medio de un primo, de un pastor de una de las iglesias más grande de nuestro país. Fue una gran sorpresa, Kaithlyne cambió su rostro al verle, le preguntó: "¿Usted es el pastor que sale en la televisión?". Él sonrió y contestó: "*Soy yo y vengo a orar por ti*". Pero antes le hace una pregunta: "*¿Sabes que te van a operar?*" Ella contesta que sí. "*¿Tienes miedo?*". Ella dice que no. Él le preguntó si estaba consciente de que podía morir. Ella respondió que sí. "*¿Aun así no tienes miedo?*", preguntó él.

Ella dijo que no, porque si llegaba a morir iría al cielo, porque para el cristiano el morir es ganancia. **"Porque para mí el vivir es Cristo, y el morir es ganancia" Filipenses 1:21 (RVR).** El pastor dijo: "*Guau, qué tremendo. Yo soy un hombre de mucha fe y convicción, pero creo que si tuviera un decreto de muerte sentiría un poco de temor como humano. Gloria a Dios por ti*". Oró por ella y se fue, solo escuchaba a los padres de los niños que no lo dejaban salir del hospital para que orara por ellos.

Un amigo nos recomendó buscar una segunda opinión

en otro hospital, nos pagó la consulta y cuando mi esposo y yo llegamos al consultorio nuestra sorpresa fue encontrar a unos de los neurocirujanos encargados del caso, nos reconoció y nos preguntó el porqué de nuestra visita, le explicamos los por menores y nos aconsejó dejar a la niña en el hospital donde se encontraba, ya que los 3 médicos encargados del caso trabajaban a la vez en hospitales privados y son excelentes profesionales. Nos recalcó que uno de ellos tenía algunos meses de haber llegado del extranjero, especializándose específicamente en tumores cerebrales.

De sábado para domingo, Kaithlyne quedó bajo el cuidado de Malorie (prima) en el hospital, ellas le llamaban noches de princesas.

Yo acordé con Malorie de llegar en horas de la mañana, pero algo me inquietaba en horas de la madrugada en casa, le dije a mi esposo llévame antes al hospital, cuando mi esposo estaba estacionando el carro, recibo la llamada de Malorie diciendo que Kaithlyne estaba malita, subí inmediatamente y me encuentro con la habitación llena de médicos y enfermeras. Kaithlyne tenía como una asfixia, le ponían oxígeno y no volvía en sí, mientras la atendían oraba a Dios en mi mente. De repente Kaithlyne abrió sus ojos y pidió agua, los médicos me permiten hacerlo, pero mientras le daba el agua en mi mente decía el agua es tipificación de vida, trae vida a este cuerpo ahora señor Jesús. En seguida Kaithlyne empezó a vomitar, suspiro fuertemente y dijo: "¡Ya!" Todos los que estaban en la habitación se detuvieron a ver fijamente lo que acontecía. Kaithlyne se sienta por si sola en la cama como si nada estuviera pasando, frente a la mirada atónita de todos los presentes sonrió y pidió desayuno. Uno de los médicos expresó: "*¡Niña nos asustaste!*"

"El agua es fuente de vida, poder, claridad, transparencia, es un don de Dios, es necesaria para la tierra, las plantas, los animales y los hombres".

Yoni (papá)

Yo me encontraba en el estacionamiento del hospital, cuando subí a la habitación, donde estaba Kaithlyne, mi esposa me cuenta lo sucedido, mi corazón se angustió y le dije a mi esposa que saldría a caminar. Caminé, caminé y caminé. Cuando volví en sí, estaba sentado en una iglesia, el que estaba predicando decía que Dios tiene control de todo y, pese a todo lo que esté pasando, hay que darle gracias, empezaron a entonar la canción Mil gracias yo te doy Señor. Empecé a llorar y, a partir de ese día, cada vez que estaba con Kaithlyne se la cantaba.

Los médicos nunca me explicaron realmente qué había pasado, pero cuando hicieron el cambio de turno al leer el parte clínico, allí escuche que a la niña le había dado un paro respiratorio. Ellos nunca me notificaron la gravedad en ese momento, solo me decían que tenían todo bajo control. Me asusté mucho, aunque ya había pasado la situación, pero agradecí con mucho gozo a Dios por preservar la vida de Kaithlyne.

El domingo antes de la operación, el hospital le otorgó a Kaithlyne visita abierta, todo el que deseaba visitarla lo podía hacer, incluyendo a su hermano que no podía ingresar al hospital por su edad. El médico me indicó que no importaba la cantidad de personas, que serían buenas las visitas, especialmente de la familia. Por curiosidad le pregunté a un enfermero por qué de esa decisión. Me dijo: *"Te voy a hablar con sinceridad, a todos los pacientes que tienen una operación riesgosa con probabilidades de fallecer, le permiten visitas abiertas, es una oportunidad que brinda el hospital para que logren despedirse"*. Me agradó la sinceridad del enfermero, pero a su vez me congojó la noticia.

Yoni (papá)

Cuando Kaithlyne vio llegar al hospital a muchas personas, me preguntó: "Papi, ¿por qué viene tanta gente a visitarme? Me voy a morir en la operación". Se me hizo un nudo en la garganta. Le contesté: "Dios es bueno todo el tiempo y la voluntad de Dios puede ser que tu vivas o mueras, le recalqué que para el cristiano el morir es ganancia y pese a todo hay que darle gracias a Dios". Empezamos a cantar la canción mil gracias. Con una sonrisa me dijo: "Papi, te amo". Le dije: "Yo te amo más, si yo te amo imagínate cuanto más te ama Dios".

3

La intervención quirúrgica

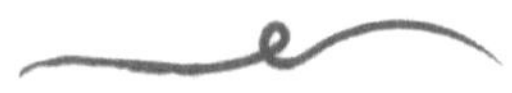

"Por tanto, os digo que todo lo que orando
pidiereis, creed que lo recibiréis, y os vendrá".
Marcos 11:24

Llegó el 5 de marzo del 2018, un día que nunca olvidaré: el día que operaron a Kaithlyne, sentimientos encontrados, temor, pero a la vez mucha fe en Dios.

A las 7:00 a. m., inician los preparativos de la intervención, pasamos a una sala especial, donde había muchos niños esperando para ser operados, mi corazón estaba latiendo muy rápido, por mi mente pasaban muchas cosas, la idea que quizás era la última vez que vería a mi hija con vida, era una posibilidad médica, otra parte de mí, con mi fe puesta al 100 % en el Señor.

Reflexioné en que ese momento no era prioridad mis sentimientos, sino de guerrear por el alma de Kaithlyne, hablé con ella, le dije tienes que saber que Dios te puede dar la oportunidad de vivir, como también llevarte a su presencia y debes estar preparada. Sé que has hecho la oración de fe desde pequeña y has aceptado a Jesús como tu Salvador, pero reafirma una vez más que él es el dueño absoluto de tu corazón.

"Que, si confesares con tu boca que Jesús es el Señor, y creyeres en tu corazón que Dios le levantó de los muertos, serás salvo". Romanos 10:9. (RVR)

Oramos juntas, le pedimos a Dios perdón por todo, para estar a cuenta con nuestro creador, encomendamos en sus manos a los especialistas que iban a estar en la operación y agradecimos cantando.

Las personas que estaban a nuestro alrededor observaban fijamente, muchos al yo orar, cerraron sus ojos,

Kaithlyne reflejaba paz, la nerviosa era yo. La enfermera me informa que ya se la iban a llevar y fue allí donde le di un abrazo fuerte y especial, un beso en la frente y le dije: "Mami, te amo muchísimo, Dios está contigo, nos vemos más tarde". Al ver la camilla alejarse, mi corazón se aceleró mucho más, una parte del mismo se fue con ella, me sentí incompleta.

Ingresa al quirófano a las 8:00 a. m. Se aproximaban las 8 horas más angustiosas de mi vida, al bajar me encuentro con las señoras Araceli y María, con poco tiempo de conocerlas son especiales, llegaron al hospital desde las 6:00 de la mañana para hacerme compañía, eso tiene un valor incalculable. Horas más tarde nos acompañaron Juan Carlos y Verónica, amigos que son parte de nuestra familia, de esos amigos que se convierten en hermanos, nos llevan a comer a un restaurante, logrando que su compañía alrededor de 2 horas despejara nuestra mente, ellos al estar allí nos demostraron su amistad incondicional, fue especial y valioso el poder contar con su apoyo. Más tarde se unieron también Malorie y Gabriel (familia), ellos siempre estuvieron al tanto de todo, nos apoyaron, mi corazón lo agradecerá siempre.

Felicia (abuela)

Llegó el día de la operación, por casualidades de la vida, el mismo lunes que operaban a Kaithlyne, se daba inicio al año escolar 2018. La noche anterior fue larga para mí, la primera de muchas vigilias que efectuaría en este doloroso proceso, oré toda la noche, pedí a Dios con mi corazón y le preguntaba: "¿Va a vivir o te la vas a llevar?". Fue así que al amanecer del día, el Señor me muestra en el libro de Job 42 especialmente en los versículos 2, 10, 15

2: "Yo conozco que todo lo puedes, Y que no hay pensamiento que se esconda de ti".

10: "Y quito Jehová la aflicción de Job, cuando él hubo orado por sus amigos; y aumentó al doble todas las cosas que habían sido de Job".

15: "Y no había mujeres tan hermosas como las hijas de Job en toda la tierra; y les dio su padre herencia entre sus hermanos". (RVR 1960)

El Señor me decía que no moriría en esa operación, llamé a mi hija y le dije lee lo que dice la palabra, Kaithlyne vivirá y será hermosa. En ese momento, con mi dolor, no logré entender el proceso, ya que Dios no miente, vivió y es hermosa, pues está en el mejor lugar. Fueron 8 horas en las que nuestras vidas tuvieron una incertidumbre terrible, a pesar de lo que Dios me había dicho.

No fue fácil llegar al colegio esa mañana, como directora dar la bienvenida a los padres de familia, niños y maestros, con una sonrisa y mantenerme en pie, pero Dios me sostuvo.

Después de una larga y angustiosa espera, salen dos neurocirujanos, se acercan y nos dice tenemos 2 noticias, cual quieren escuchar… Le dijimos que nos daba igual, porque al final ambas nos las tenían que notificar. Mi esposo y yo nos tomamos de las manos, mientras nos dicen: la buena es que la operación salió bien, sin ningún riesgo que lamentar, que hicieron todo lo que estuvo en sus manos. La mala, no pudieron extraer totalmente el tumor, ya que estaba alojado en una zona de riesgo y que eso era un tema a tratar luego que la niña se recuperara.

Nos indican que la niña se encontraba en cuidados intensivos, que debía estar allí mínimo 72 horas, si despertaba. Les dije la respuesta que siempre les daba al darme el cuadro clínico de Kaithlyne: "La última palabra la tiene Dios".

Uno de los neurocirujanos me dice señora tiene que afrontar la realidad, para mi sorpresa el otro compañero pone la mano en el hombro y le dice: *"Escucha lo que dice la señora, 'la última palabra la tiene Dios'"*. El médico estaba reconociendo con su actitud que algo había **marcado** su vida con esta paciente.

Nos permitieron entrar a la sala de cuidados intensivos a ver cómo estaba Kaithlyne, nos dio mucho dolor verla respirar por medio de muchos aparatos. Nos dieron la indicación que debíamos regresar el día siguiente a las 11 a. m. 15 minutos de visita para la madre y 15 minutos para el padre solamente por día. Volvimos a casa confiados en que Dios seguiría haciendo la obra, que cuidaba de ella.

"Mirad las aves del cielo, que no siembran, ni siegan, ni recogen en graneros; y vuestro Padre celestial las alimenta ¿No valéis vosotros mucho más que ellas?". Mateo 6:26 (RVR)

A la mañana siguiente nos levantamos muy temprano.

Mi esposo me dice: "*Vamos al hospital*". Yo le digo que la visita era a las 11 a. m. Él me dice: "*Mejor estamos en el hospital por si se presenta cualquier situación*". Nos arreglamos y salimos, cuando íbamos en camino sonó el teléfono de mi esposo. Era del hospital, de inmediato imaginamos lo peor. Él frenó el auto haciendo un caos en la carretera, ya que era un área muy transitada. La persona que estaba al teléfono se percata de la situación y le dijo: "*Señor, no se preocupe, su hija está bien, lo llamamos para informarle que vamos a trasladar a la niña a sala y necesitamos que estén presentes para su autorización*".

Cuando mi esposo me dijo la noticia, mi corazón y mi alma saltaron de regocijo, solo pude gritar "Sí, sí, sí, gloria a Dios, gracias, Señor". Mi esposo al momento dice: "*Nena, levanta una oración de gratitud a Dios por sus maravillas*".

Llegamos al hospital y nos recibe el personal de salud, con una gran sonrisa y con buenas noticias, las enfermeras risueñas nos decían felicidades, la trasladan a un cuarto de recuperación y mi esposo ansioso dice: "*Yo voy primero*". Le cedo el privilegio. Cuando regresa me indica que Kaithlyne tiene movilidad en todo su cuerpo, habla bien, tiene claridad mental, su motivación a ser el primero en verla era percatarse que sus movimientos corporales se encontraban bien, quedé atónita en saber cuál era la causa que lo motivó.

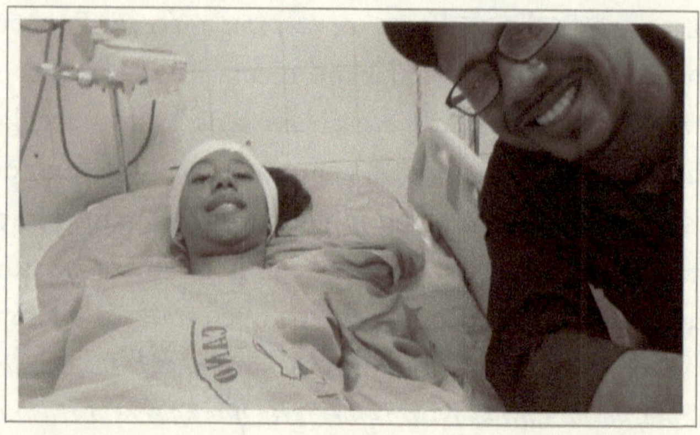

Kaithlyne me recibe con una gran sonrisa y me llama mami, fue el "mami" más hermoso, melodioso y conmovedor que he escuchado, fue como volver a rememorar cuando lo

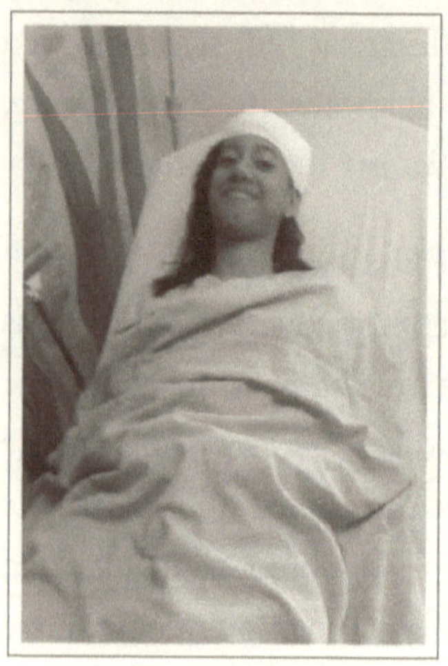

dijo por primera vez en sus primeros meses de vida, fue una sensación especial saber que Dios me la había prestado por segunda vez. Mi hija estaba viva gracias a Dios, pese a todo pronóstico negativo de la ciencia, el Señor había escuchado a miles de personas que el 5 de marzo se unieron en oración y ayuno por la salud de mi niña.

Kaithlyne empezó a decir que quería ir al baño, deseaba comer porque tenía mucha hambre, pero no tenía autorización para levantarse de la cama.

Esa noche fue muy complicada, como era una sala de recuperación, había muchos casos infortunados, llanto de niños, enfermeras y médicos corriendo a cada instante, regaños hacia los padres que se dormían por el agotamiento físico, pero era necesario vigilar a los niños, recuerdo que regañaron a una madre que se colocó un ungüento y se sentía el olor en la sala.

En la cama de al lado se encontraba un adolescente recién operado, en horas de la madrugada se agravó su estado de salud, su papá lo cuidaba y no sabía qué hacer, era angustioso, lo percibía por sus lamentos, de un momento a otro empezó a vomitar sangre, yo buscaba la forma para que Kaithlyne no despertara y presenciara la situación, fue una noche extrema, donde no cerré mis ojos, gemía a Dios por cada niño y padre que observaba, una experiencia complicada, que **marcó** mi vida. Pero, aun así, mi corazón no dejaba de sentir júbilo y agradecimiento, mi hija estaba conmigo.

Al día siguiente Kaithlyne nuevamente con ganas de levantarse de la cama, el médico la examina y se percata que su cuerpo tiene movimientos normales y que no hubo ninguna pérdida de movimiento que lamentar, le permiten con la ayuda de una enfermera y mi persona ir al baño. Kaithlyne le dice al médico, *no morí en la operación, pero me van a matar de hambre*, todos los que se encontraban allí rieron a carcajadas con las ocurrencias de Kaithlyne, y él dice: *"Está bien, dejen que la niña pueda comer, para que no muera de hambre y quede en mi conciencia"*.

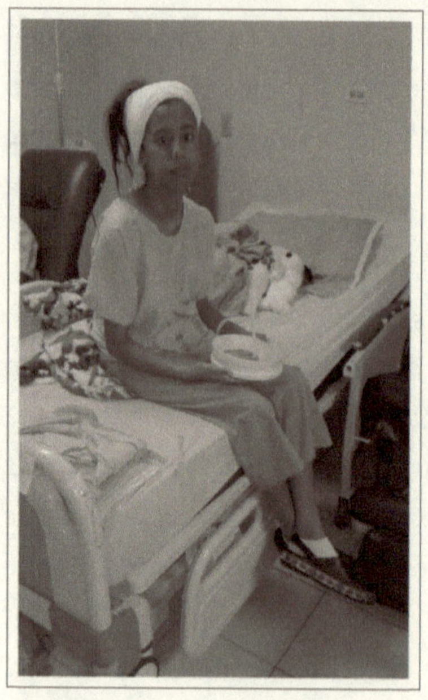

Ese mismo día llega una enfermera preguntando por Kaithlyne, toma su mano y le dice: "*Que bueno que estás bien*". Ella se presenta como miembro de una congregación que estaba orando por Kaithlyne, además nos indica que laboraba en la sala de intensivo del hospital y cuidó toda la noche de ella, nos relató que cuando vio su nombre se percató que era la niña por la que oraban en la congregación. "Toda la noche estuve orando por ella". Escuchar esas palabras fue de bendición y aliciente, Dios tiene control de cada detalle.

Deuteronomio 31:8: "Y Jehová va delante de ti; él estará contigo, no te dejará, ni desamparará; no temas ni te intimides". (RVR 1960)

Mientras estuvo hospitalizada, Kaithlyne debía ir todos los días a terapias de rehabilitación para que su cuerpo recobrara fuerzas. En una oportunidad llega un médico y escucha a las especialistas llamarla. Me pregunta: "*¿Usted es la mamá de esta niña?*". Dije sí, me dice: "*Yo jamás había tenido, en los años que tengo de laborar en la sala de intensivo, una paciente como esta, a pocas horas de salir de una intervención riesgosa, se sienta por si sola en la cama, intenta sacarse la intubación endotraqueal* (tubo plástico, hueco colocado en la tráquea a través de la boca, se conecta a una maquina conocida como respirador, que administra oxígeno a la persona)". Enseguida Kaithlyne, con seguridad, le afirma: "*Me lo estaba quitando, porque me estaba asfixiando, no podía respirar*". El médico le dice: "*Si es para que respiraras mejor*". Ella decía que se ahogaba. Él se reía y decía: "*Tú marcaste mi vida con tu fortaleza y alegría de vivir*".

4

Los tratamientos

Pasaron los días y los neurocirujanos encargados me indican, que ellos finalizaron su parte y me exponen que Kaithlyne debe pasar a la sala de Oncología, para que continuaran con su tratamiento. Quedé confundida con lo que me informaron, solo levanté mi mirada al cielo y le dije: "Señor, tú eres mi fuerza". Pasan a Kaithlyne en los siguientes días a la sala de oncología, donde el pediatra oncólogo me expresa que en vista de que el tumor no fue extraído totalmente, deben suministrar tratamiento de quimioterapias. Uf, trago amargo al recibir esa noticia.

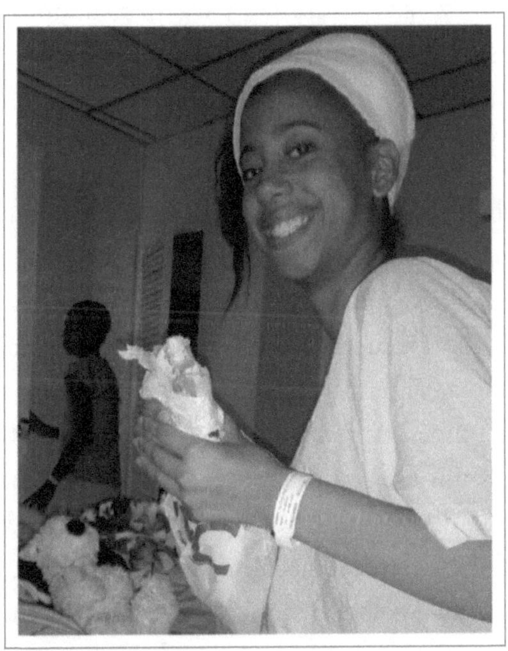

Me continúa explicando que en las siguientes semanas se empezaría con las quimioterapias ya que el resultado de la biopsia índica que se trataba de un Glioblastomas multiforme cerebral grado 4, maligno, un tumor muy agresivo al sistema nervioso central, su incidencia es de 3-4 casos por 100,000 habitantes por año.

Es más frecuente en adultos, siendo la edad media al diagnóstico de 62 años y únicamente un 1% se diagnostica en pacientes menores de 20 años y que la supervivencia en estos pacientes con tumores de alto grado oscila entre 2 años y 6 meses.

Se le debía colocar un catéter central que es un dispositivo que permite la inyección de fármacos por vía intravenosa y se utilizaría para las quimioterapias y antibióticos. Le solicité al médico permitirle a Kaithlyne salir por lo menos una semana del hospital a casa, para que se despejara y se adecuara para lo que venía.

Pasaban los días y no le colocaban el catéter, mientras tanto llegaban con la espera experiencia difíciles, estar en la sala de oncología pediátrica, donde observamos niños sin cabello, cejas, frecuentemente conectados a máquinas de quimioterapia, algunos cansados de estar allí, como era el caso de una niña que tenía 3 meses de estar hospitalizada, ya que tenía 3 tumores en diferentes partes de su cuerpo y dos de ellos eran difíciles de operar por su ubicación. Escucharla llorar de dolor destrozaba el alma; ver una madre tratando de controlar a un jovencito de 15 años que alucinaba por el efecto de la quimioterapia, desesperada llamaba a la oncóloga y la misma le decía que eso era normal a causa del medicamento, que pronto se le pasaría. Kaithlyne me preguntaba: *"Mami, ¿eso me va a pasar a mí?"*. Quedé muda a tan desgarradora pregunta.

Palpar a una madre emocionada porque le autorizaron la salida a su niño de 2 años, llevaba más de un mes hospitalizado, el oncólogo llega a la última revisión y se percata que el niño tiene fiebre, no le conceden la salida. Su madre bajó su cabeza y empezó a llorar. Mientras todo esto sucedía, mi corazón se quebrantaba al ver el sufrimiento de cada niño, le preguntaba a Dios por qué esos inocentes tenían que sufrir tanto, clamaba por su sanidad, las madres a la vez sentían impotencia, agobio y, en su desesperación, acudían a mí, porque sabían que era cristiana al escucharme permanentemente orar y cantar con Kaithlyne. En muchas ocasiones oré por esos niños que no soportaban el dolor. Padecí mucho estando en esa sala, porque sabía dentro de mí que era lo que Kaithlyne iba a vivir y me intranquilizaba muchísimo, le hablaba perseverante a Dios: "No lo permitas… no lo permitas… te lo imploro por favor".

Por fin el 15 de marzo en horas de la tarde, lograron colocarle el catete a Kaithlyne; recuerdo que ese día la anestesióloga me llamó para explicarme el cuidado y riesgos de portar un catéter, pero antes me preguntó sobre la niña, ¿qué me habían dicho los médicos? y ¿cuál era el parte clínico? Le conté todos los detalles y ella me dijo: *"Solo confía en Dios, él tiene todo poder para levantar a tu niña"*. Le conteste "Amén". Por la forma en que me hablaba supe que era cristiana, me identifiqué y oramos juntas al salir del quirófano.

Luego de un par de horas me dice una enfermera: *"Guarda todo rápido, si no sales antes de las 7 de la noche, no te dejaran salir"*. No me lo había terminado de decir cuando ya estaba en la recepción del hospital con Kaithlyne, esperando que mi hermano nos pasara a buscar, ya que mi esposo estaba laborando.

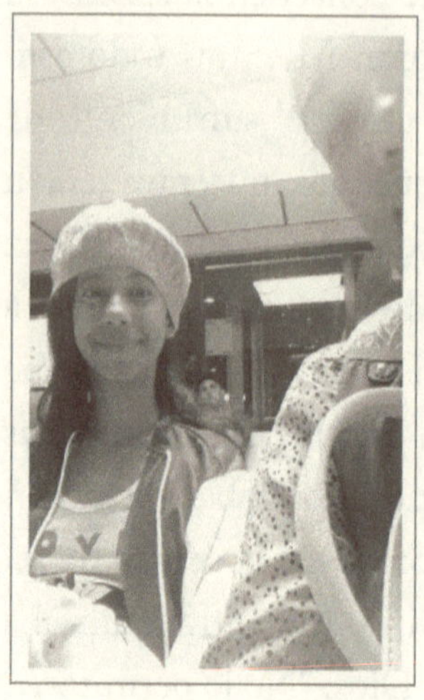

En el carro reflexionaba que quizás muchas veces en nuestra mente humana y finita pensamos que no se daría el momento de ir camino a casa, por lo dificultoso de la situación, pero gracias a Dios nos dirigíamos a nuestro hogar. Comentamos en el carro que Muñeca, la perrita de Kaithlyne, se iba volver loca de la alegría al ver a su dueña.

Resulta que, en la primera semana de hospitalización, la perrita empezó a extrañarla, no quería comer, ella la tenía consentida, hicimos video llamadas para que la perra escuchara su voz, y cuando Kaithlyne hablaba la perra buscaba su voz.

Al llegar a casa nos reciben mis padres, mi hijo, por su puesto mi papá con su característico escándalo, gritando: "*¡Viva! ¡Viva mi nieta linda!*". Los vecinos observando llegar a Kaithlyne a su hogar.

Mi papá siempre le decía a Kaithlyne cosas hermosas, era su consentida, su frase favorita para ella era: "*Allí viene mi nieta hermosa, la princesa de los siete mares, del norte y del sur, que no hay igual, ni habrá*".

Todos a la expectativa de la reacción de la perrita, pero nuestro asombro fue que no se aproximó a Kaithlyne, se quedó echada donde estaba, nunca se levantó. Kaithlyne la llamó, ella la olfateó y se fue, nosotros argumentamos que ella se sintió abandonada y, aunque parece mentira, nunca las cosas volvieron hacer igual entre ellas, increíble pero cierto.

Llevamos a Kaithlyne a su habitación para que reposara, pero había una sorpresa, su habitación estaba decorada con muchos globos y un letrero de bienvenida. Todo realizado con mucho amor por Belkis, Gabriel y Malorie (familia).

La reacción de Kaithlyne fue decir: "*Ya volví a mi casa*". Preguntó por los cuadros que colocamos en honor a su pasión, el "*ballet*" y reiteraba: "*¡Ahora sí! Volví a mi casita*".

Felicia (abuela)

Se inició un año muy difícil, esta prueba me permitió experimentar muchas cosas, una de ellas fue hacer vigilias de oración a solas con Dios, saber que él tiene un trato personal, a conocer que es fiel y bueno siempre. Fueron muchas las noches que hablé con Dios y él me ministró a mí y a mi niña.

Recuerdo cuando salió del hospital y llegó a casa después de un mes, verla entrar a su habitación, mirar todo y decir estoy viva, fue sorprendente, así fue recobrando fuerzas y esperanza de que estaría con nosotros mucho tiempo.

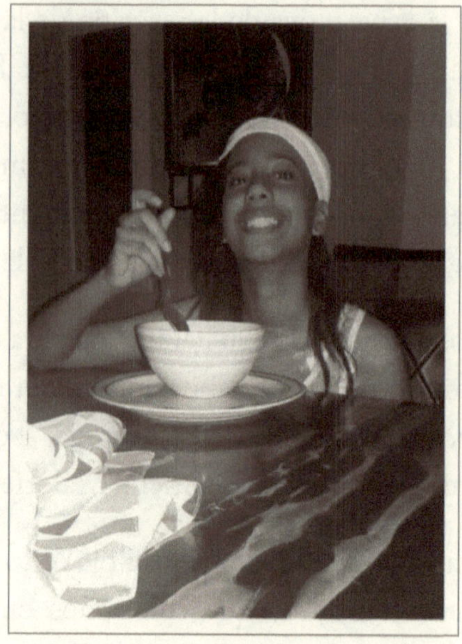

Esa noche quiso dormir sola en su habitación, pero como toda madre, era una petición un tanto complicada, accedí para complacerla, pero toda la noche me levantaba a observarla, ella dormía como un bebe apacible.

Al día siguiente nos levantamos, desayunamos, estuve al pendiente con el "medicamento" que le enviaron, asunto que me pareció rarísimo, pregunté a las enfermeras en el hospital antes de salir, por qué solo uno, si ellos le proporcionaban varios medicamentos, pero me replicaron que solo era ese medicamento.

En horas de la tarde Kaithlyne empezó a tener dolores de cabeza leves, más tarde el dolor acrecentó, cuestión que me inquietó y decidimos llevarla nuevamente al hospital, en el camino lloraba del tormento y empecé a ponerme nerviosa.

Al llegar al hospital me atendieron, le expliqué que la niña había salido de una operación riesgosa, nos pasaron a consulta externa, le enviaron a realizar laboratorios mientras esperaba que la atendiera el médico. Pasó una hora y nada, salieron los resultados de los laboratorios y nada que la atendían, la niña seguía llorando del suplicio.

Me enfadé, habían pasado 4 horas desde que llegamos, me levanté y me dirigí hasta donde estaban los médicos, conversé con una pediatra que me reconoció y me dijo: "*¿Cómo es posible que no la han atendido?*, tráemela de inmediato". La canalizaron y le colocaron medicamentos para el dolor.

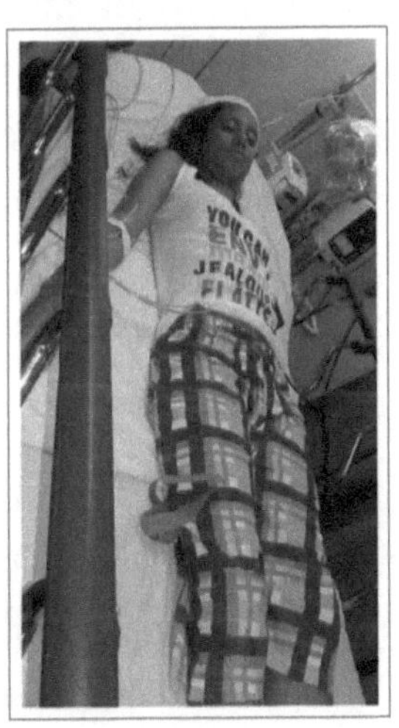

Me aclararon que ningún neurocirujano se encontraba en el hospital por ser pasada las 9 de la noche y que no tenían cama para hospitalizarla. Le expresé que la niña tenía cita con el médico al día siguiente a las 9 de la mañana. Me dijo que en ese caso solo le comprara otros medicamentos más efectivos para el dolor y la trajese a la cita en la mañana.

Salimos a recorrer todas las farmacias casi a las 11 de la noche en busca de los medicamentos, hasta que los encontramos y nos dirigimos a casa a descansar ya más sosegados. Lo más importante: Kaithlyne sin dolor, gracias a Dios.

Lo que en ese momento medité fue en el hecho de que

nosotros contamos con la facilidad de un auto, la economía para comprar los medicamentos, pero cómo hacen los familiares de los pacientes que no cuentan con los recursos, el cuadro se vuelve mucho más crítico, tanto para el paciente como para el familiar.

En la mañana la llevamos a la cita de control, le explicamos al neurocirujano todo lo sucedido; enojado llamó a las enfermeras, les dice que cómo era posible enviar a un paciente a casa con un medicamento luego de una intervención delicada, que eso era inconcebible, que él había dejado todas las referencias para la niña, todos guardaron silencio. Llevaron a Kaithlyne al cuarto de curación y nos dijeron que estaba cicatrizando la herida de la cirugía muy bien. El neurocirujano me entregó la receta de los medicamentos y me aseguró que la niña los debía tomar de por vida, eran diez medicamentos diarios. Me asombré, pero en mi mente deseché esa artimaña del enemigo, mi hija no iba ser dependiente de medicamentos. Nos regresamos a casa en paz.

Una mañana Kaithlyne empezó a gritar: "¡Mami, mami, mami!" Me asusté muchísimo y corrí a su habitación, le pregunté qué pasaba. Me dijo: "*¡Estoy viva! ¡Estoy Viva! ¡Yupi!*". Estaba muy feliz, y yo también al saber que ella estaba en casa. Todas las mañanas por varias semanas empezó hacer lo mismo, a los días ya no corría a su cuarto, solo esperaba el resultado de la frase: ¡Estoy viva! Me emocionaba escucharla todas las mañanas.

Empezaba otro periodo, el oncólogo pediátrico me

había indicado que la niña iniciaría quimioterapias con ellos y radioterapias en otro hospital y debía sacar la cita.

En los días siguientes llevamos a Kaithlyne a su cita al otro hospital, recuerdo que el radiólogo se sorprendió al ver que ella solo tenía 14 años y tenía un cuadro de salud complicado, fue allí donde se nos reveló que el peligro no había pasado, ya que ese tipo de tumores al ser agresivos, tienen el inconveniente de volver a crecer y era necesario atacarlo antes que empezara a despertar. El radiólogo creó una empatía mayor con Kaithlyne al conocer que ella era estudiante del colegio donde él se había graduado.

El radiólogo me pregunta por la forma en que le iban a proporcionar la quimioterapia en el otro hospital, le explico lo que me indicó el médico y él continúa indagando, si me habían hablado de la Temozolomida que es un medicamento contra el cáncer y se utiliza para tratar específicamente el glioma maligno (tumores cerebrales), al principio con radioterapia, en pocas palabras era una quimioterapia, pero en pastilla, no necesitaba de una hospitalización como la quimioterapia regular. Yo realmente desconocía todo lo que el médico me estaba contando. Solo recordé que el oncólogo pediátrico me comentó que la niña debía tomar un medicamento que tenía varios meses de no llegar a la farmacia del hospital, pero que no me preocupara por ese tema.

El radiólogo me solicita el nombre del oncólogo del otro hospital, toma el teléfono, lo llama, le indica que ellos en el hospital tienen el medicamento y que se encargarían del caso completo de la niña. El radiólogo me solicita mi autorización para llevar el caso completo de la niña por ser menor de edad, le dije que estaba bien. En los siguientes días llevé a Kaithlyne a revisión de la cirugía y todo se encontraba bien. Le dejé nuevamente razón al oncólogo pediátrico informándole que Kaithlyne no se iba atender allí, sino en el otro hospital, la enfermera que me atendió, me dijo que no era posible por la edad de la niña; terminó diciéndome que al final ella estaba segura que Kaithlyne debía atenderse con ellos, yo guardé silencio.

Llevamos a Kaithlyne a su colegio, deseaba saludar a sus compañeros de clases, estando allá me llama el oncólogo pediátrico y me pide explicación, porque no entendía como Kaithlyne se atendería en el otro hospital, cosa que yo no comprendí, porque el radiólogo le había aclarado todo por teléfono estando yo presente en el consultorio al momento de la llamada. Aun así, nuevamente le defino todos los pormenores, me insiste en que estoy comprendiendo mal, que el otro hospital le proporcionaría un medicamento y que ellos otros totalmente distintos, que le llevara a la niña la mañana siguiente para hospitalizarla y empezar con el tratamiento, quedé totalmente confusa, no entendía nada.

Recordé que el radiólogo, me había comentado que cualquier interrogante pasara por su consultorio, que con todo gusto me atendía, ya que la niña tenía prioridad por ser menor de edad. Le pedí a mi esposo que de inmediato me llevara a conversar con el radiólogo sobre mis inquietudes.

Había visto al radiólogo solo en una ocasión, al verme

me dice con una sonrisa: "*Mamá de Kaithlyne, ¿en qué le puedo servir?*". Le expliqué la situación (que el otro oncólogo pediátrico quería darle a la vez de las pastillas la quimioterapia por transfusión). La cara de estupefacción del radiólogo lo dijo todo… él me dice: *eso no puede ser, la Temozolomida es una quimioterapia y no se le puede proveer un mismo tratamiento a la niña por dos vías, puede morir*, pero al final me lo deja abierto y me dice usted como madre está en su derecho de tomar la decisión, de elegir el tratamiento que consideré adecuado para su niña, le agradecí y le dije lo voy a consultar con mi esposo.

Le expliqué la situación a mi esposo, pero ambos estábamos un tanto inseguros, lo que nos parecía más razonable y favorable para Kaithlyne era que con la Temozolomida podía estar en casa sin hospitalización, pero con la quimioterapia tenía que estar mucho más tiempo en el hospital. Yo había palpado lo que se vive en la sala de oncología pediátrica. Me asesoré con una amiga que es enfermera oncóloga, Cecilia, y le pregunté absolutamente todo, ella me explicó y me sentí más segura, tomamos la opción del tratamiento por pastillas.

Esa noche recibí la llamada del oncólogo pediátrico diciéndome que me esperaba con la niña muy temprano para la hospitalización, le dije que no tomaría ese tratamiento, que la niña se iba atender en el otro hospital por completo. Eso le incomodó muchísimo, empezó a decirme que él era el delegado del caso de la niña y se la debía llevar al día siguiente, que yo no tenía idea de lo que era ese tumor y que, por su experiencia, él sabía que ese tumor ya estaba creciendo. Me disgusté, le dije con autoridad en el nombre de Jesús, "Rechazo sus palabras", insistía que la niña se iba a morir y que era mi culpa por no llevársela, tanto fue mi enfado que le dije que respetara mi decisión y que por favor no me volviera a llamar, le cerré el teléfono muy enojada. No podía asimilar lo que estaba sucediendo.

En los próximos días Kaithlyne conservó serenidad sin dificultad alguna.

El 29 de marzo 2018 salimos como familia a un restaurante a celebrar el cumpleaños de mi mamá. En las mesas había unos tapetes para que los niños se recrearan coloreando, mi hermano le dice a Kaithlyne que coloree, pero inmediatamente notamos la dificultad para tomar el lápiz de color, le costaba hacerlo, mi hermano le indica que escriba su nombre, ella responde que no se acordaba, nuestra miradas empezaron a cruzarse, le pedimos que leyera y tampoco lo podía hacer, para nosotros fue un tanto incomodo saber esta situación, pero ella no se asustó, ni se desesperó, por el contrario sonrió y lo tomó con mucha calma.

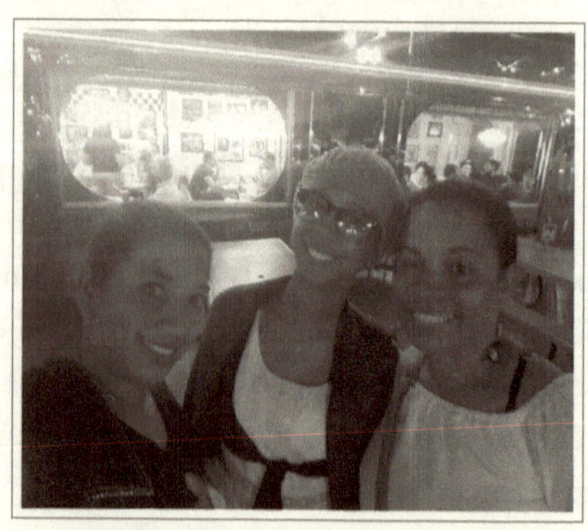

Nos percatamos que la operación había dejado una secuela, era necesario preguntar a los médicos.

Kaithlyne deseaba volver a la vida, quería volver a ser ella, me pidió ir a la iglesia y la llevamos un domingo en la mañana. Al entrar la reciben con aplausos, todos estaban muy felices de ver a Kaithlyne, era una victoria, una contestación a la oración de todo un pueblo que clamó sin cesar por un milagro y lo estaban percibiendo.

Nos sentamos en las primeras filas, pero cambiamos de lugar, porque Kaithlyne empezó a sentir incomodidad por el sonido de los instrumentos y bocinas, el ruido le molestaba muchísimo.

Pasaron los días y Kaithlyne inició con las sesiones de radioterapias en el hospital. La radioterapia es un tratamiento del cáncer que usa altas dosis de radiación para destruir células cancerosas y reducir tumores. Pueden causar llagas en la boca y las encías, dificultad para tragar, náuseas, caída del cabello, entre otros síntomas. Eran 30 sesiones de radiación que Kaithlyne debía recibir en el área de la cabeza, donde se encontraba el tumor, tenía que asistir por 30 días consecutivos, de lunes a viernes.

Inició un miércoles, fuimos nuevamente el jueves y todo marchaba en orden, sin ningún síntoma. El viernes, al terminar la sesión, debía pasar a su cita con el oncólogo para dar comienzo con las pastillas de quimioterapia.

Las citas en ese hospital son muy demoradas, debes madrugar, tener toda la mansedumbre del mundo para ser atendido. Gracias le doy a Dios porque al inicio mi esposo estaba en el turno de la noche y nos podía acompañar a las citas; cuando le cambiaron el horario, mi papá nos asistía en llevarnos muy temprano y al terminar de laborar nos buscaba, era muy cansón para él, pero nunca se negó, siempre mantuvo el amor y la disposición, como dicen... Al pie del cañón.

Ese hospital para mí, sinónimo de una gran aglomeración de personas, un hospital totalmente colapsado, no hay lugares para que los pacientes se puedan sentar, para caminar por los pasillos es un entorpecimiento enorme por el amontonamiento de personas, al comienzo no sabía dónde mirar, porque donde ponía la vista, allí había un caso cada vez más atroz, personas con el rostro totalmente desfigurado, sin parte de su rostro, muchísimos en sillas de ruedas, muchos laringectomizados (hablando por medio de un aparatito para ser escuchados), otros llorando y quejándose del dolor, un panorama funesto, e incomprensible.

Kaithlyne desde que llegaba al hospital era observada por todos, supongo que por su edad; pero ella siempre con una gran actitud y sonrisa para todos.

En medio de esa situación oraba a Dios desconcertada por lo que veía, le preguntaba por qué nos permitía estar en ese lugar. Pero a la vez, con un poco de espanto, le pedía que nos sacara rápido de esa situación, pero lo que yo no sabía, era que apenas estaba empezando el proceso, había mucho camino por recorrer y aprender.

Noté que la muerte se paseaba en ese lugar, la melancolía, desesperanza, frustración, falta de fe a causa de los dolores y, en muchos casos, las ganas de rendirse, impera en cada rincón del hospital.

Recuerdo que el radiólogo en la primera cita fue muy especial y prudente al hablar, pero me preocupaba lo que diría el oncólogo frente a Kaithlyne. Fui al consultorio, toqué la puerta y le expliqué a la auxiliar que la niña era menor de edad, y si era posible que las noticias fuertes no las expresaran frente a ella. Su respuesta fue que la niña debía estar anuente de la situación, me molesté un poco, pero no podía hacer nada. Al llegar nuestro turno, el oncólogo nos recibió y fue muy puntual en el diagnóstico como dicen por allí, "sin pepitas en la lengua". Yo tragaba grueso y miraba a mi esposo, trataba de no derrumbarme frente a Kaithlyne, que se mantenía permanente con una sonrisa, era increíble ver su fortaleza.

El oncólogo decidió iniciar con las quimioterapias, nos explicó la temática. Le hice muchas preguntas porque sentía temor, había escuchado tantas veces de los síntomas negativos que provoca ese tratamiento, quería asegurarme de seguir todas las indicaciones al pie de la letra. Entre las muchas cosas que me solicitó fue cortarle el cabello a la niña, para que, si en dado caso se le caía, ella no sufriera el trauma de ver caer su cabello y a la vez nos envió a la farmacia a retirar las pastillas, metimos la receta y nos fuimos al salón de belleza del mismo hospital.

Al llegar nos atendió una joven servicial y alegre, pero

otra vez con una fase lamentable: cortar totalmente su cabello. Mi mente estaba en blanco, no entendía nada, pero debía mostrar ante Kaithlyne mi mejor sonrisa. Al ver caer su cabello al suelo, la miraba y notaba que su sonrisa permanecía, al verse en el espejo sonrió y dijo *"Me gusta mi nuevo look"*. La señora la abrazó y le dijo: *"Esa es la actitud para salir de esto"*.

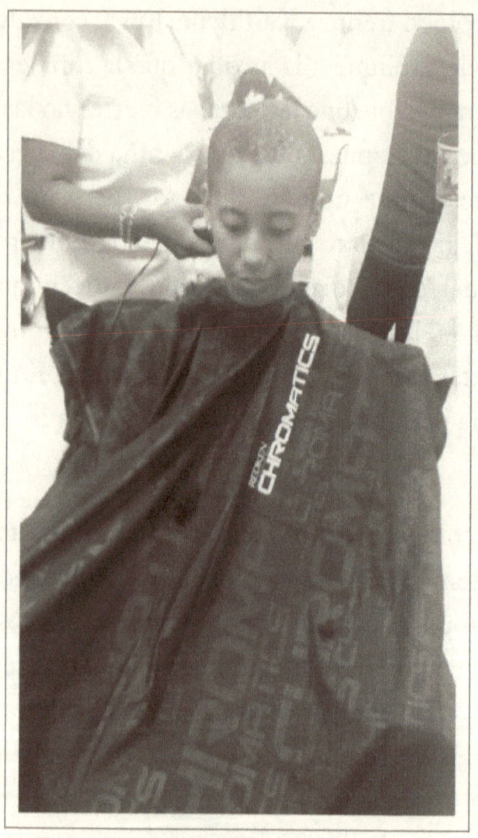

Kaithlyne solo expresó que lo único que pedía a Dios era no perder sus cejas, pero gracias a Dios nunca pasó. Eso me hizo recordar cuando Kaithlyne tenía 10 años la iban a maquillar para una presentación del *ballet* y la joven que siempre la maquillaba se percató que sus pestañas largas y espectaculares estaban cortas, quedé conmocionada cuando nos dijo que a ella no le gustaba tenerlas largas y por eso se las cortó. En ese momento llegó ese recuerdo, porque quizás muchos en algún instante de nuestras vidas estamos inconformes con alguna parte de nuestro cuerpo, pero puede llegar el momento que deseamos ser tal cual Dios nos creó.

"Porque tú formaste mis entrañas; Tú me hiciste en el vientre de mi madre. Te alabaré; porque formidables, maravillosas son tus obras; Estoy maravillado, Y mi alma lo sabe muy bien". Salmos 139:13-14. (RVR)

Regresamos a la farmacia y aun no salía el medicamento, mientras esperamos se nos acerca una señora y me pregunta cuántos años tiene la niña y en que parte tiene el cáncer. "Los tumores malignos como los glioblastomas son considerados un tipo de cáncer agresivo que se genera en el cerebro o la medula espinal". La primera vez que escuché al médico decir que la niña tenía que ser atendida en oncología, lo asocié con cáncer y no lo aceptaba, es una situación un tanto complicada de asimilar.

Le expliqué la situación a la señora y ella no lo podía creer, estaba también en espera de las pastillas de quimioterapia para su hermana de 35 años que se encontraba en su casa postrada en una cama, sin mover su cuerpo y sin hablar. Le habían realizado una operación igual a la de Kaithlyne, pero de un tumor benigno. Su asombro era válido, ya que nada concordaba, por el diagnóstico médico la que debía estar en una cama postrada era

Kaithlyne, no esa joven, pero otra vez glorifiqué a Dios por su misericordia y tuve una puerta abierta para predicarle la palabra de Dios. Le dije que Kaithlyne estaba de pie por un propósito divino y por las oraciones de muchos que le creíamos a un Dios de poder sobrenatural. Que tenía frente a ella un milagro y que Dios también lo podía hacer en su hermana, me despedí y le dije que llevaríamos a su hermana en oración.

Retiramos las pastillas y regresamos a casa, agradecidos por las maravillas de Dios, otra confirmación de que si Kaithlyne estaba de pie era por su misericordia. Kaithlyne almorzó, le di las pastillas de quimioterapias, se acostó a dormir junto a mí, toda la tarde durmió sin inconvenientes, se levantó y, junto con su hermano, veíamos televisión, su papá estaba laborando.

Como a las 9 de la noche empezó con malestares y a vomitar, al inicio corría al baño para vomitar, pero llegó un punto en que perdió fuerzas, busqué un recipiente para que lo hiciera sin levantarse, a cada instante lo hacía, llamé a mi mamá y empezamos a orar por esa situación, pero los vómitos no paraban.

Mis padres tenían la visita de un pastor, quien llegó a mi casa y oró con nosotros por Kaithlyne. Recuerdo que se postró totalmente en el suelo en humillación y pedía por un milagro de sanidad. Kaithlyne seguía vomitando hasta que llegó el momento en que solo hacia los gestos porque no le salía absolutamente nada. La llevamos a su habitación y me acosté junto a ella, logramos ambas descansar un poco. Mi esposo llegó y se sentó en una silla, frente a nosotras a velar nuestro sueño.

La mañana siguiente Kaithlyne no tenía energía, no se quería levantar, pero había que darle nuevamente las pastillas, ya que el oncólogo había indicado que los vómitos iban a ser normales. Logramos levantarla para bañarla, le preguntamos si quería desayunar, dijo que sí. Mi mamá le trajo desayuno, recuerdo que eran frutas y pan, y al sentir el olor del pan, empezó a gritar que sacaran la comida que le causaban nauseas, todo el día estuvo sin comer, otro síntoma del cual nos había hablado el oncólogo y nos pidió que no la obligáramos a comer.

En la noche nos acostamos nuevamente junto a ella en su habitación para cuidarla; en horas de la madrugada, como a eso de las 3 la mañana, empezó a gemir levemente, empezamos a orar su papá y yo, luego empezó a llamar a su hermano. Gritaba *"Tolin. Tolin"* desesperada, despertamos a su hermano para que viniera a la habitación, él se acostó junto a ella, lo abrazó y se quedó por un tiempo quietecita.

Al rato empezó nuevamente a dar gritos, estaba vez decía *"Mami, mami"*, y yo le decía aquí estoy junto a ti mi niña. Era muy complicado para todos verla en ese estado, seguía dando gritos, en mi decía que eran las alucinaciones que me indicó el oncólogo, que provocaba las pastillas, pero ya no aguanté más y llamé por teléfono a Cecilia (amiga) para explicarle la situación y pedirle que me orientara en que hacer, ella me dijo que la llevara a urgencias del hospital.

Entre mi mamá y yo la cambiamos de ropa, ya que estaba con orina y ella no cooperaba, estaba inconsciente. Mi papá y mi esposo la cargaron hasta el carro. Nos sentamos, mi papá y yo en la parte de atrás del carro junto a ella, todos orando y clamando a Dios. Era doble mi nerviosismo al ver el estado en que se encontraba Kaithlyne y estar pendiente de que Yoni se controlara al conducir el auto.

Al llegar a urgencias del hospital, la atendieron de inmediato, me preguntaron por los nombres de los médicos de cabecera, por los medicamentos que le estaban proporcionando y nos enviaron a salir de la sala. Fui al carro a tomar un té para calmar los nervios, encendí la radio y en ese momento trasmitían el servicio dominical de una congregación, en la misma cantaban una canción que nunca había escuchado, la letra de la canción habla de que él es nuestro príncipe de paz, empecé a llorar sola en el carro, pero a la vez sentía una paz inexplicable en medio de la tormenta. En ese momento entendí el impacto que causa una adoración en tiempos difíciles y que es una gran bendición que las iglesias puedan transmitir por radio y televisión.

Esa mañana de domingo iniciaba el mes de abril, nos llaman al cuarto de urgencias y nos indican que la decisión de sus médicos es hospitalizarla. Antes de llevarla a la habitación, le realizaron una tomografía, al inicio el técnico salió y nos dijo que no veía nada, ni el tumor, mi esposo y yo nos abrazamos de alegría, dando gracias a Dios, luego salió nuevamente el técnico y nos dijo que iba a realizar otras tomas con contraste (sustancia usadas para mejorar la fotografía del interior del cuerpo) porque no compaginaba lo que observaba en la tomografía con la paciente. Empezamos nuevamente a orar, pidiendo al Señor que nos ayudara.

Felicia (abuela)

Esa mañana de domingo Kaithlyne se puso tan mal, que mientras era llevada al hospital, prácticamente sin signos de vida, me encerré a orar, recordé que había escuela dominical y me dirigí al templo, al llegar el pastor predicaba era Santa cena y yo le preguntaba al Señor nuevamente, "¿Te la vas a llevar?" y él me respondió "La hija de Jairo", le dije "Señor, ella murió, pero tú la resucitaste, cuál de las dos cosas sucederán". Él me respondió, "Talita Cumi"

Y tomando la mano de la niña, le dijo: "Talita cumi; que traducido es Niña, a ti te digo, levántate". Marcos 5:41 (RVR)

Salí luego de la iglesia y en horas de la tarde me dirigí al hospital con una nueva esperanza, pero con mucho temor.

La llevan a la habitación del hospital, Kaithlyne estaba despierta, pero aun inconsciente, aunque un poco más sosegada por los medicamentos. Había momentos en los que ella gritaba, hasta que observando me percaté que era como si sintiera dolor, pero en su inconsciencia era imposible comunicarlo. Le hago la observación a una enfermera y en seguida llaman al programa de cuidados paliativos y clínica de alivio del dolor. (Ellos se encargan de la mejoría del dolor en los pacientes). Le dieron los medicamentos y la niña logró dormir, pero al pasar el efecto del medicamento empezaba nuevamente a gritar, tanto era la angustia que se quitaba la canalización y se lastimaba, por horas estuve de pie junto a su cama, sostenía su mano para que no se quitara la canalización, tenía el brazo herido. En el cambio de turno, hubo una enfermera que me dijo: *"La vamos a tener que amarrar para que no se lastime"*. Para mí fue un tanto inhumano ver a mi niña sujetada a la cama, pero era por su bien y mi tranquilidad, ya que me sentía exhausta. Esa noche no pude dormir preocupada y orando, porque Kaithlyne no me reconocía.

En horas de la mañana llega un médico cirujano y me indica que la niña presenta un estado crítico, ya que los signos eran señal de que el tumor había crecido y eso le inquietaba, no había pasado un mes desde la intervención quirúrgica y estaba frente a un caso terriblemente complicado.

El cirujano me comentaba que en sus largos años de experiencia le parecía más que todo un edema cerebral (acumulación de líquido en los espacios intra o extracelulares del cerebro, donde las neuronas cerebrales aumentan su tamaño), en pocas palabras, una inflamación; tenía que revisar el caso minuciosamente; si el tumor había crecido, la medida era operar nuevamente de urgencia. Le pregunté inmediatamente por los riesgos de la misma y me indicó que eran muchos, el abrir donde hubo una operación reciente, era muy riesgoso; si era el caso, había que proceder de esa manera, de lo contrario los dolores de cabeza no iban a acabar, me estaba rectificando que la reacción que yo veía de inquietud en Kaithlyne en efecto era dolor.

Muy compleja esta situación, ya que aparentemente Kaithlyne estaba consciente, pero no podía expresar lo que sentía. El cirujano me continúa diciendo que suplicara a Dios, porque la niña se encontraba como en un coma y podía quedar en él.

Por el momento se le colocaría un medicamento, si era un edema, ella debía responder satisfactoriamente. Al pasar las horas el cuadro era igual, los días seguían su curso hasta que la mañana del cuarto día, como la historia de Lázaro en Juan 11:38-44, donde Marta, hermana de Lázaro le dijo a Jesús: **"Señor, hiede ya, porque es de cuatro días"**. Yo estaba sentada observando detenidamente a mi hija, implorando a Dios que por favor le permitiera reaccionar, pero nada pasaba, a los pocos minutos Kaithlyne se sienta en la cama, como cuando resucita un muerto, me asustó, porque no me lo esperaba, ella en ese instante estaba dormida. (Era la revelación de la palabra, que Dios le había dado a mi madre "la hija de Jairo", Dios la trajo de muerte a vida "Talita cumi"). Kaithlyne empieza a mirar a su alrededor, yo la observaba en silencio, cuando ella logra verme me dice: *"¡Mami!, ¿dónde estoy?"*. Me levanté de inmediato de la silla y la abracé, solo decía gracias Dios con lágrimas en mis ojos. Le pregunte: *"¿Cómo te sientes?"*. Me dijo: *"Bien"*. Le expliqué dónde estaba, pero gracias a Dios ella se quedó en calma.

Llamé a las enfermeras y enseguida llegó el cirujano muy contento, me dijo *"Señora, por lo que veo se trataba de un edema, ya no pensemos en operación, solo en su recuperación"*. De un momento a otro las cosas empezaron a mejorar por la misericordia de Dios. Termina la historia de Lázaro con la intervención de Jesús diciendo: *"¿No te he dicho que si crees verás la gloria de Dios?"*. **Y el que había muerto salió.**

Algo que notamos fue que luego de esos días inconscientes, Kaithlyne volvió a recordar muchas cosas, empezó a leer nuevamente, era como si se hubiera reseteado un computador.

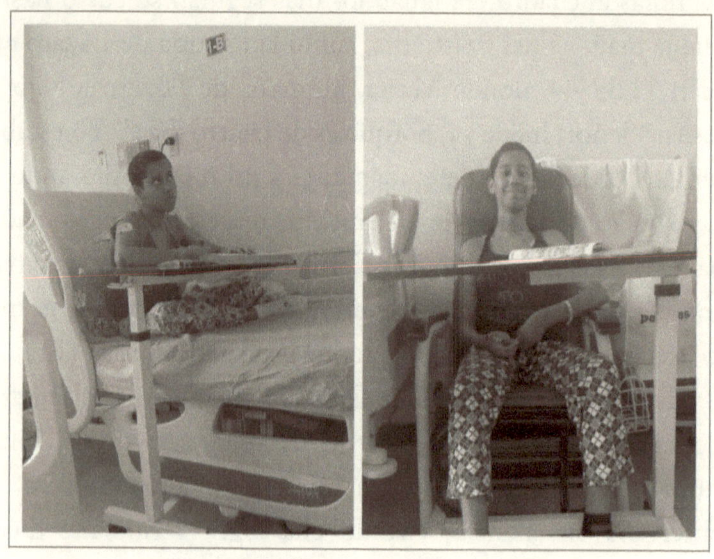

En los siguientes días fueron a visitarla el oncólogo y radiólogo para informarme que el tratamiento debía continuar y que se había acordado que la niña debía permanecer hospitalizada durante todo el tiempo que se aplicaría ambos tratamientos, "quimioterapia y radioterapia", para mantenerla bajo observación y que no pasara ninguna situación que lamentar. Era aproximadamente un mes, en mi mente dije un mes metida aquí, pero a la vez me daba paz el saber que la tendría en control todo ese tiempo.

Recuerdo que desde ese día Yoni la cuidaba en las noches, yo lo relevaba al mediodía del día siguiente, luego de salir de mi trabajo, él entonces se iba a trabajar, a su salida iba directo al hospital a relevarme a eso de las 12:30 del mediodía, la única forma que él podía venir a casa, era cuando Malorie (prima) cuidaba a Kaithlyne. Siempre Yoni decía chuzo (frase panameña) la flaca me salva para poder descansar. Malorie fue de gran ayuda y más porque Kaithlyne se sentía segura y feliz con su compañía. De sábado para domingo lo hacía mi mamá y algunos familiares nos apoyaban de vez en cuando en las mañanas de los fines de semana, mi hermano Reggie era el que me pasaba a buscar al hospital todas las noches para no venir sola a casa, así pasamos el mes completo en el hospital.

En ese hospital todos los pacientes hospitalizados tienen una atención especial, a ese lugar regularmente llegan muchas empresas con donaciones de todo tipo, cosa que nunca observé en el otro hospital. Pero a pesar de todo, Dios bendijo a Kaithlyne a través de Cecilia (amiga de la familia), ella fue un ángel en momentos de crisis para nuestra familia, siempre estuvo al tanto de todo, aun los fines de semana, que no laboraba, ya las enfermeras sabían y su atención era especial, decían la sobrina de miss Ceci.

Una noche ingresa una paciente a la habitación donde se encontraba Kaithlyne, era una joven de 24 años, débil y súper delgada por la enfermedad, por milagro se podía poner en pie para ir al baño, todo lo que comía lo vomitaba, pero nadie la acompañaba, al ver su situación le dije. "Si necesita ayuda me dice, para que no tenga que levantarse de la cama". Me respondió que no me preocupara, que ya estaba acostumbrada y me agradeció. Me explica que ella siempre ingresaba sola al hospital desde que le diagnosticaron cáncer en el estómago, era madre soltera, tenía una niña de 2 años y su mamá no podía ir al hospital, ya que no tenían quien cuidara a la niña. Suspiré aterrada por la situación de esa joven. Esa noche que estuvo con nosotras en el mismo cuarto, escuchó cuando leí la Biblia, canté y oré con Kaithlyne, fue parte de la reunión, la mañana siguiente la cambiaron de cuarto y nunca más volví a saber de ella.

Una mañana llega el oncólogo, como de costumbre, y le dice a Kaithlyne: *"Te veo bien y estás mejorando favorablemente, no veo secuelas, esperemos sigas así"*. Cuando él salió, Kaithlyne me preguntó si podía regresar al colegio, le dije que preguntáramos al oncólogo. Salí corriendo y lo alcancé. Le dije: "Doctor, ¿la niña puede regresar al colegio?". Él me preguntó: *"¿Qué desea la niña?"*. Le dije: "Estoy aquí porque ella me envió". Me dijo: *"¡A la niña lo que quiera!"*. Y por estar de preguntona, le dije: "¿Por qué dice eso?". Él me respondió: *"Porque la niña solo tiene dos años de vida"*. Dio media vuelta y se fue.

En ese momento se paralizo el mundo para mí, me puse a llorar y no sabía qué hacer, porque tenía que regresar con Kaithlyne, no podía dejar de llorar; se me repetía nuevamente la misma escena cuando me dijeron que tenía un tumor. Entré a la habitación, en la entrada estaba el baño, le dije a la niña voy al baño y me arrojé al suelo, continué llorando desconsoladamente, sentía que me quedaba sin respiración, esa respuesta había acabado con mis esperanzas en segundos, no sabía que hacer sola tirada en ese baño.

Escuché una voz audible que me dijo, fuertemente, "*¡No llores! ¡Adora!*" Pero no le hice caso a la voz y continué llorando. De nuevo escuché lo mismo, esta vez le dije sabiendo que era Dios quien me hablaba. "¿Cómo tú me pides que te adore en un momento como este?" Y escuchaba la voz más fuerte: "*No llores, adora*". Como pude me senté, con mi voz entrecortada empecé adorar con mis ojos cerrados, perdí la noción del tiempo y el espacio, tanto que solo sentí cuando tocaban a la puerta, era una enfermera, que me dijo: "*Ah, es usted*". Le pedí que por favor me disculpara, que no era mi intención molestar, ella sonrió y me dijo: "*No se preocupe, su voz se escucha en los cuartos de a lado y los pacientes dicen que son ángeles que nos visitan, ellos piden que siga cantando que su dolor ha menguado*". Escuchar esto fue gratificante, como en medio de mi dolor podía ser utilizada por Dios para bendecir a otros. Dios hace cosas inexplicables.

"Él hace cosas grandes e incomprensibles, y maravillosas, sin número". Job 9:10. (RVR)

El 2 de mayo del 2018 a las 10:05 a. m., recibo una nota de voz de una amiga que decía lo siguiente:

Darelys (amiga)

Voy de camino a mi trabajo y pensé contarte este sueño cuando llegara, pero algo no me dejaba manejar, me decía que me estacionara y que te contara de inmediato el sueño. Yo no sabía que tu hija estaba pasando por ese proceso después de la operación y soñé que estaba en una iglesia conocida, la pastora mandó a pasar a las personas al altar, en ese momento yo estaba ministrando a una niña de una manera que ni yo misma sabía, porque salían de mi boca tantas palabras hasta en lenguas, lo cual nunca he hablado, era tan fuerte que yo no podía y la pastora le puso su mano en la frente a tu hija, y ella cayó en mis brazos, quedamos en el suelo y ella lloraba, pero nunca abrió los ojos y a la vez se reía a carcajadas de la felicidad, la abrazaba y la veía bañada en sudor. La pastora le dijo que la victoria era de Jesús, que estuviera tranquila, la pastora seguía glorificando al Señor y afirmaba esa alma es tuya padre, ¡gracias!, recuerdo que la veía con un suéter de color azul.

A las 10:09 de la mañana le contesto amén, en ese mismo instante, a las 10:10 a. m., Yoni que se encontraba en el hospital con Kaithlyne, me envía una foto de ella sentada

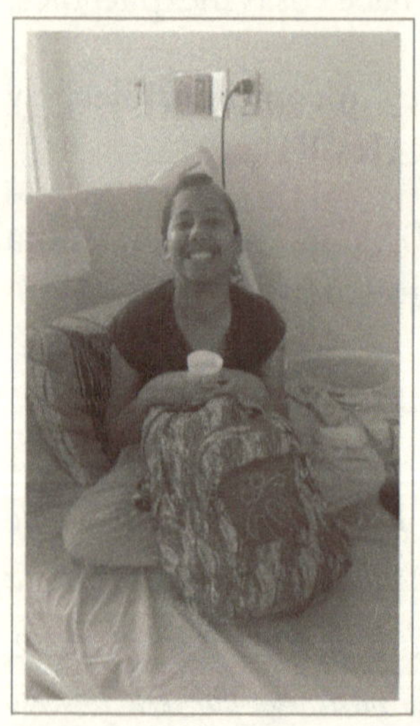

en la cama del hospital con una sonrisa grandota porque le habían dado salida del hospital, pero lo más interesante era que tenía puesto un suéter de color azul, quedé fría e impactada, justo el color de suéter que había soñado Darelys. Inmediatamente agradecí a mi Dios, sentía alegría y el entusiasmo de seguir luchando, solicité permiso en mi trabajo para buscar a mi niña en el hospital.

Hoy recuerdo con mucho cariño las visitas de mi prima Maribel, no faltó ningún día de visitas en ambos hospitales,

Kaithlyne la esperaba con mucho regocijo, porque le llevaba *Cheesecake*, uno de sus postres favoritos.

Kaithlyne ya estaba con nosotros en casa, siguió con sus citas de control y el oncólogo se sorprendía en ver lo robusta que estaba y lo bien que evolucionaba. El oncólogo decide que se le realice una resonancia magnética para ver cómo se encuentra su cerebro.

Agradezco de todo corazón a Magnolia, una prima y hermana en Cristo, que siempre me apoyó con las citas de resonancia, resultados para que yo no anduviera de aquí y de allá con Kaithlyne. Gloria a Dios porque siempre utiliza a sus hijos como un instrumento de bendición.

Felicia (abuela)

> *Recuerdo noches enteras en el hospital en oración y ver amanecer un nuevo día en la presencia del Señor. Algo aprendí con mi niña, lo que era pelear con la misma muerte y con las potestades de las tinieblas. Salió nuevamente victoriosa del hospital.*
>
> *Llegó a casa, paseamos, asistimos a cultos familiares y a la casa de Dios.*

Al recibir los resultados de la resonancia magnética, la noticia no fue alentadora, el tumor estaba creciendo; pero a la vez el oncólogo decía: "*No comprendo nada… cómo esta niña se ve fuerte si los exámenes me dicen otra cosa*". Kaithlyne sentada frente a él con una sonrisa enorme le dice: "*Ese es Dios*". El oncólogo la mira y solo le dice: "*Me voy a basar en tu estado físico porque no entiendo"*. Yo lo observaba y sabía que él no quería reconocer que era Dios, no había explicación médica.

Terminan sus sesiones de radioterapia un día sábado, en mi ignorancia del tema o quizás porque no nos interesamos hasta que un familiar pasa por una situación como esta, desconocía de estos tratamientos que ocurren a diario en personas a nuestro alrededor; siempre pensé que las quimioterapias era el tratamiento que solo deterioraban el

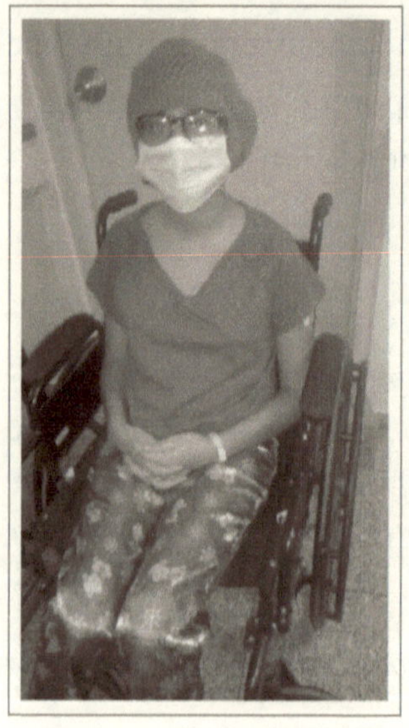

cuerpo, pero las radioterapias también son invasivas y causan síntomas espantosos, gracias a Dios nosotros tratamos de mantener el sistema inmunológico de Kaithlyne fuerte con productos naturales que eran muy costosos, pero los continuamos comprando gracias al apoyo de la familia, amigos como Juan Carlos que aportaba cada mes, y una donación del colegio de Kaithlyne, logrando que los tratamientos se dieran de una forma más llevadera y menos traumática.

Kaithlyne logró culminar 30 sesiones de radioterapias el 20 de mayo del 2018, llevamos chocolates para que ella repartiera en la sala como agradecimiento, leyó un mensaje que se encuentra plasmado junto a la campana que dice: **"Hoy comparto con ustedes sonando esta campana que me anuncia un nuevo mañana. Mi tratamiento ha terminado** con la fuerza y el valor que Dios me ha dado. ¡Gracias Dios por la vida! Tocó la campana con entusiasmo en medio de aplausos de todos los pacientes y familiares que emocionados se alegraron de escuchar esas campanadas. La campana tiene como significado que el paciente logra vencer esa etapa, la cual muchos no logran alcanzar, porque el tratamiento es muy invasivo.

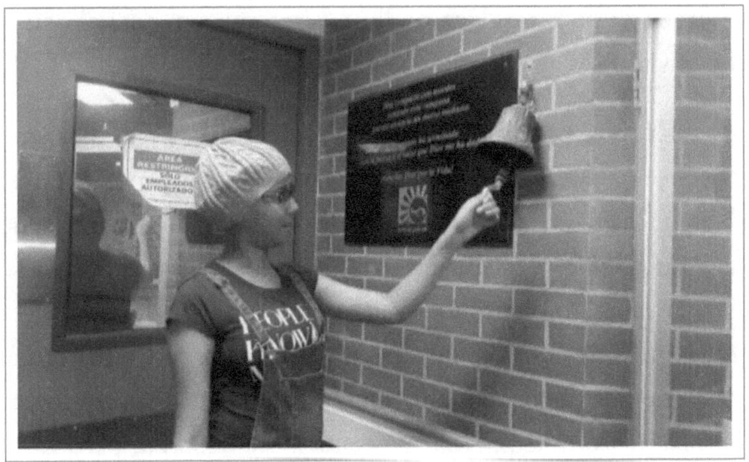

Decidimos juntas cantar en agradecimiento a Dios, fue un momento especial ver a los pacientes, con sus manos levantadas, lágrimas salir de sus ojos; compartimos una palabra de bendición y aliento en medio de todo el sufrimiento que se palpa en ese lugar, y reafirmamos que Dios estaba con ellos y que muchos saldrían de esta situación.

Difícil no tener un recurso espiritual. Me hizo reflexionar: ¿que estamos haciendo como iglesia y como cristianos? Muchas veces peleando dentro de cuatros paredes un cargo o queriendo ser figura, cuando el dueño de toda la Gloria es nuestro Dios, hay tanta necesidad a nuestro alrededor, esperando por nosotros; Dios **marcó** mi vida y abrió mis ojos ante una realidad que se ve día a día y que estamos desaprovechando.

Cada día que estuve en ese lugar, observé a tantas personas tocar la campana, me emocionaba y lloraba con ellos. Dentro de mí con mucha fe decía: "Mi niña también lo va a lograr". Dios permitió que mis ojos vieran ese momento, pero esta vez no lloré, sino que agradecí al dador de la vida.

En una ocasión estando en las consultas externas, me tocó ver a un señor correr con una campana por todo el hospital, era señal de que había vencido el cáncer. Qué alegría no solo para él, sino para todos los presentes, como se sentía en el ambiente esa solidaridad, amor y alegría de ver que uno de tantos vencía esta enfermedad tan cruel. Experiencias que **marcan** y que solo se viven en ese lugar, nunca pensé ni siquiera ir de visita a ese hospital, pero Dios lo estaba permitiendo.

Seguía el interés de Kaithlyne por estudiar a pesar de su situación de salud, empezó a trabajar por módulos con mucho entusiasmo y alegría, quería participar de su graduación de noveno; recordé que en el verano ella me dijo que ese año iba a estudiar mucho más, porque deseaba graduarse con honores, pero está comprobado que nuestros planes no son iguales a los de Dios, el panorama era muy distinto.

"No te jactes del día de mañana, porque no sabes que traerá el día". Proverbios 27:1 (RVR)

Recibimos en casa la visita de un pastor de Costa Rica, preguntó por la salud de Kaithlyne, conversando dije: "La última palabra la tiene Dios". Sutilmente me aconsejó que no era la forma correcta, que Dios no solo tenía la última palabra sino todas, que debía decir "La palabra la tiene Dios" una gran lección en mi vida.

5

Proyecto musical

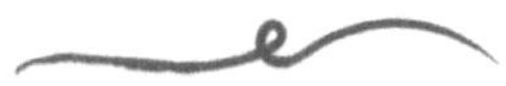

*La vida nos da la oportunidad de
conocer personas que nos transforman.*

Pasaron dos meses en hospitales, Kaithlyne no había conseguido volver a tocar el saxofón, me llaman de la Fundación Danilo Pérez, y me proponen que Kaithlyne, ingrese a un programa de musicoterapia, yo jamás había escuchado sobre estas terapias musicales, pero en ese momento todo lo que representara avance para Kaithlyne era bienvenido, ellos me brindaron este plan sin costo alguno, era una gran oportunidad y bendición.

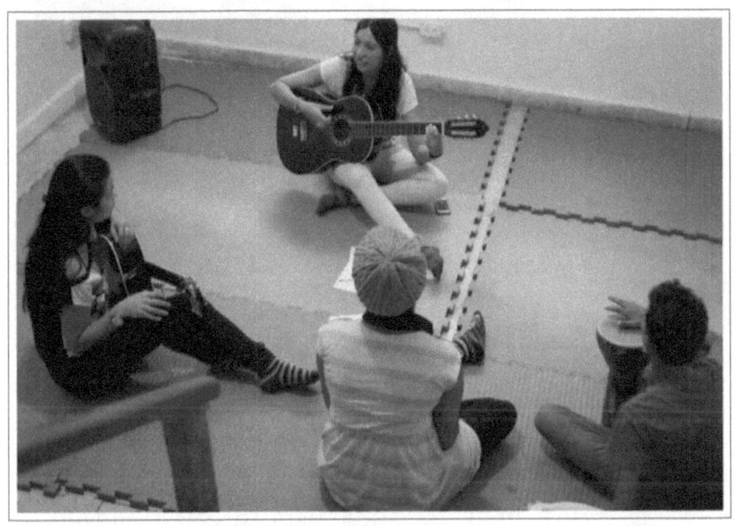

Es así como Kaithlyne da inicio a sus clases de musicoterapia con sus maestras Bibiana y Diana de Colombia, varios días a la semana, su abuelito Rey era quien la llevaba a sus sesiones, ya que por razones laborables yo no la podía llevar, cada clase era para Kaithlyne un aliciente, a ella se le olvidaban los días, pero cada noche me preguntaba, *¿Mañana tengo clases en la fundación?* era muy valioso para ella. Empezó a tocar poco a poco el saxofón, en ocasiones aprendía parte de una canción con muchos inconvenientes y al día siguiente no recordaba absolutamente nada, pero eso no era obstáculo para frustrarse, sino por el contrario, era muy persistente, era su motivación, como superar un reto, nunca se dio por vencida.

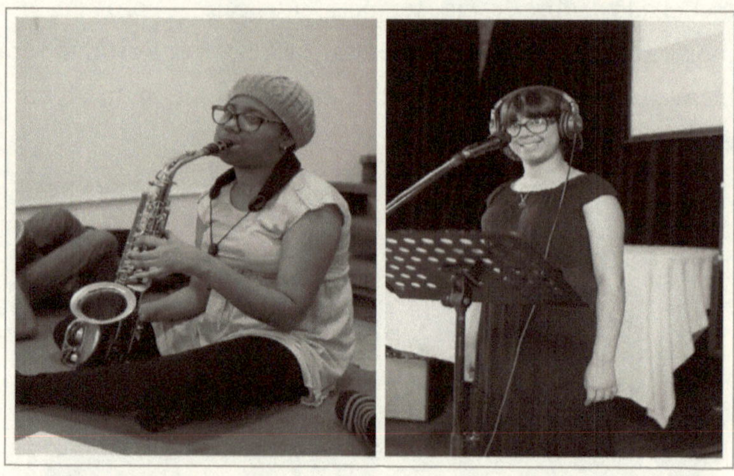

Como familia observamos un gran avance en Kaithlyne, cada lección era un bienestar; al terminar el curso recibimos la novedad que la Fundación le regalaría la grabación de 2 canciones que habían escrito en las clases, tituladas *"Vida y Recuerdos"* una gran logística para hacer realidad esta producción, con músicos y cantantes de la Fundación, la artista principal mi Kaithlyne, cantando y tocando su saxofón, súper experiencia para toda la familia.

Satisfacción fue tener en nuestras manos el cd días después y poder escuchar estas dos melodías, que son un bello y especial recuerdo.

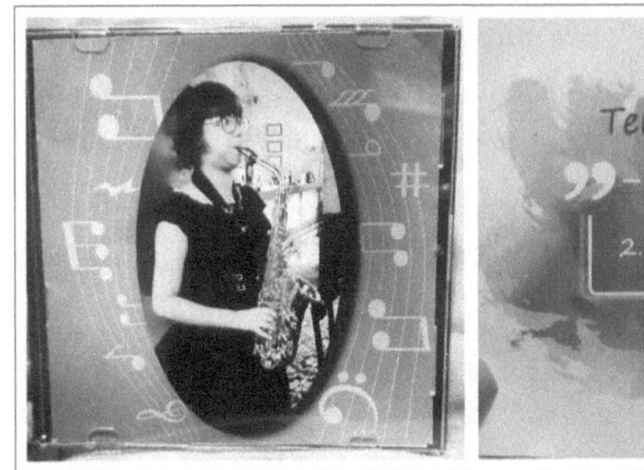

Diana y Bibiana (Musicoterapia)

A veces la vida nos da la oportunidad de conocer personas que nos transforman, eso fue para nosotras Kaithlyne Una hermosa niña que traspasó con su risa, sus melodías y sus vivencias nuestro rol de musicoterapeutas, para quedarse en nuestro corazón y que sus enseñanzas aún hoy están presentes en quienes somos.

Ella llegaba a las sesiones con mucha alegría, nos lo trasmitía en su sonrisa y en la forma de disfrutar cada actividad que realizábamos, traía su saxofón y venia acompañada por su hermano o su abuelo, que la cuidaban con mucho amor. Al inicio bajaba las escaleras con dificultad, y sin importar el dolor que tuviera o la baja energía, se disponía al máximo para disfrutar ese instante de encuentro con la música, con ella y con nosotras.

Y es que eso, nos enseñó durante las sesiones, disfrutar la vida… siempre estaba dispuesta a apreciar cada momento y ser ella misma con dicha en cada actividad que le proponíamos. Durante las sesiones nos acercábamos a la música y sus cualidades terapéuticas, de diferentes formas, desde el baile, la exploración, cantando, componiendo y siempre pensando en actividades en que pudiera disfrutar, relajarse, expresarse, disminuir el dolor físico y recargarse de energía y entusiasmo. Simplemente guiándola para conectarse con su propio talento y esa fuente de alegría para ella, como lo era la música.

Una de las sesiones más profundas fue cuando nos compartió lo que sintió al despertarse de su operación, al abrir los ojos y sorprenderse de tener de nuevo una oportunidad de vivir, de compartir con su familia y sus seres amados, contándonos entre lágrimas y risas profundas como ese era el regalo más preciado de Dios, la vida misma, y como desde ahí había comprendido la importancia de disfrutar los momentos, de expresar el amor a sus seres queridos en cada instante y de dar lo mejor de ella. Kaithlyne había comprendido lo que muchos hemos olvidado en el día a día, el regalo de la vida.

Ella tan única, nos contagiaba y llenaba de pasión y sensibilidad en las sesiones. Nos dio la oportunidad de acompañarla, en ese proceso de componer y compartir su sentir, su linda voz, sus notas en el saxofón y convertir la experiencia que afrontaba y sus sinceras reflexiones en algo tan bello como es la música. Su bienestar físico, además, mejoraba al trascurrir el tiempo, cada vez el movimiento era más fluido y su memoria que se había afectado con su situación, era algo que nos sorprendía cada día, al ver cómo mejoraba, recordando con mayor facilidad las letras de sus composiciones, lo que significó una esperanza de seguir disfrutando de su presencia mucho más tiempo.

Esta alegría, más aún lo fue, cuando le compartimos la noticia que sus temas iban a ser grabados y acompañados por los músicos de la Fundación Danilo Pérez, sus ojos brillaban de felicidad, ella más que nada quería plasmar el amor y agradecimiento inmenso que sentía por su familia, por Dios y por la oportunidad que había tenido de vivir esos momentos con ese nuevo entusiasmo que tenía en su corazón.

Y así fue, como toda una profesional, ella asistió a la sesión de grabación, acompañado por su hermosa familia y un equipo de músicos virtuosos, pero más que nada, en esta ocasión habían puesto todo su amor y talento para acompañarla a plasmar en la música la belleza que habitaba en su corazón. Una sesión de grabación en la que ella se asombraba y disfrutaba todo, eso expresaba con su mirada carismática. Para ella no había cosas por mejorar y editar, como nunca lo hubo tampoco en las sesiones, pues había aprendido que el transcurrir de la vida era una perfecta melodía. Y que el regalo de poder sentirla y escucharla era lo más valioso, único e importante.

Así Kaithlyne desde un principio traspasó nuestro rol de musicoterapeutas, y abrió una sensibilidad inmensa en nuestro corazón, un vínculo tan estrecho desde la música y la amistad que fuimos creando, que nos conectó aún más profundo con nuestros propósitos en lo que hacemos y nos llevó a reflexionar sobre la vida, sobre el disfrutar cada segundo como ella lo hacía, desde su sencillez y naturalidad.

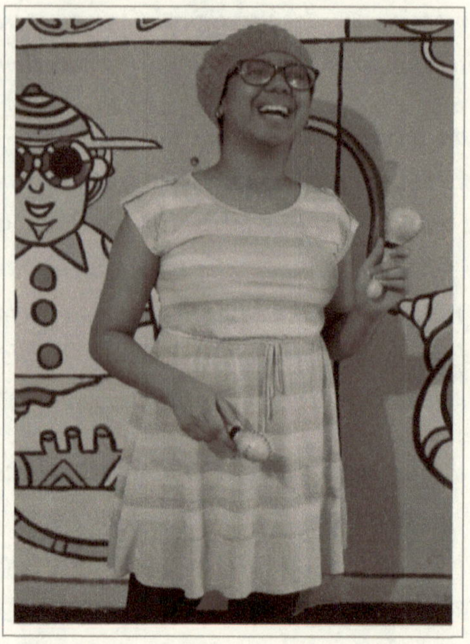

Ella y su hermosa familia, siempre los llevamos con nosotras, así como su risa al recordar la torta de chocolate que se quería comer y su hermano llevaba a escondidas, también sus melodías tranquilas, sus letras compuestas con sencillez y honestidad, su carisma, alegría y cercanía con la música, escuchar su disco y sus canciones nos trae felicidad y a la vez nostalgia, pero sobre todo ella sabe que cuando nos preocupamos por cosas insignificantes aparece su mirada para recordarnos el verdadero sentido de vivir.

Ella nos cambió la vida a muchos, nos tocó el alma, nos armó y desarmó y nos alegra que desde la musicoterapia hayamos podido aportar a que sus días fueran más felices y significativos. Así como también lo fueron para nosotras en cada sesión.

Kaithlyne sabes que siempre estarás en nuestro corazón y que seguiremos dando lo mejor en nuestras sesiones, para que la musicoterapia toque muchas vidas, mientras también agradecemos y apreciamos cada regalo e instante como nos dejaste ese bello mensaje, que hoy está presente en todo lo que hacemos.

6

15 Primaveras

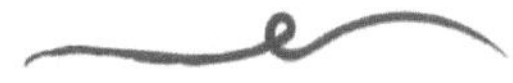

Quiero celebrar la vida.
Cuando hay un dictamen de muerte,
cada día de vida es una celebración.

En agosto del 2018 Kaithlyne cumplía 15 años y su papá tenía 2 años ahorrando para dicho acontecimiento, pero en vista que había sido un año muy complicado, todos realmente olvidamos la celebración, en mi interior pensé en realizar una cena íntima con la familia, pero la verdad no era prioridad en ese momento.

Kaithlyne desde pequeña expresaba que para sus 15 años deseaba un viaje por crucero, su papá no estaba de acuerdo y que de hacer un viaje sería en familia, pero siempre que se tocaba el tema quedaba inconcluso.

A finales de junio, Kaithlyne me pregunta si tendrá celebración de sus 15 años, yo me sorprendí por la pregunta, primero porque después de la operación había olvidado muchas cosas. Segundo, porque nunca quiso fiesta. Le pregunté "¿Tú deseas una fiesta?". Me dijo que sí. Le contesté: "Está bien, haremos una fiesta familiar". Ella me dijo: *"Nooo, quiero una fiesta con muchas personas, quiero que estén todas las personas que me han cuidado y han orado por mi salud, quiero CELEBRAR LA VIDA"*.

Estaba conmovida por sus palabras. ¿Cómo decirle no a tan emotiva petición? Conversé con su papá, aceptó y me dijo: *"Quizás puede ser la última celebración de cumpleaños de nuestra princesita, todo puede pasar"*.

Me senté una tarde con Kaithlyne a realizar la lista de invitados, empezó a dictarme, en algunos casos no recordaba los nombres, pero buscaba la forma para que yo acertara, era como un juego de adivinanza; cuando le decía el nombre de la persona, decía "Eeeessssseeee", aún recuerdo esa voz en mi interior diciéndolo, o mencionar frases como "literal", "exacto", eran sus favoritas. Y el total de invitados en nuestra lista fue de 400 personas.

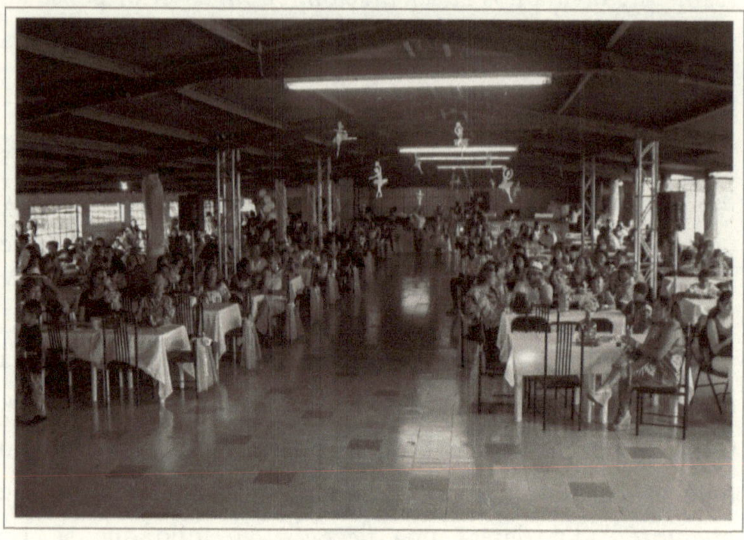

El sábado 11 de agosto del 2018, un día antes del cumpleaños de Kaithlyne, llevamos un pastel para cantar su cumpleaños en la Fundación Danilo Pérez, por casualidades de la vida, había un evento con personas de diferentes países, empezaron a cantar el cumpleaños en varios idiomas, fue un momento único y especial, ver la sonrisa de mi Princesa me hacía sentir venturosa y agradecida estaba a solo un día de llegar a sus 15 años, y el que ella lo lograra era una gran bendición y **victoria**.

Siempre los 15 años tradicionales son en horas de la noche, donde la quinceañera sale después de las 9 de la noche, en nuestro caso era necesario buscar una estrategia porque Kaithlyne por lo general dormía temprano por el efecto de los medicamentos; surgió la idea de celebrar los 15 años en horas de la tarde, algo que es poco común en nuestro país.

Por supuesto que en los preparativos no podían faltar mi amiga Ruth Esther y mi prima Belkis, ellas siempre decoraron todos los cumpleaños de Kaithlyne desde el primer añito y esta no podía ser la excepción.

La compra del vestido fue toda una aventura, elegimos un sábado para salir en busca del vestido, no lográbamos encontrar el indicado, ya que Kaithlyne no quería un vestido escotado y sin mangas, para que no se le notaran las cicatrices, empezamos a buscar, por muchos lugares de la ciudad, después de buscar casi todo el día desde la mañana, en horas de la tarde decidimos ir a una boutique en un centro comercial; llegamos y nos informan que ya no vendían vestidos de 15 años, nos sentimos decaídos, decidimos esperar a Yoni sentadas en una banqueta, al estar allí mire hacia la parte de arriba de la tienda que tenía al frente, y me percate que eran vestidos de 15 años, preguntamos y me informaron que en toda la parte de arriba tenían vestido exclusivos para 15 años.

Cansada de tanto buscar, le digo a la joven que nos atendía, no le voy a hacer perder el tiempo, estamos buscando un vestido con estas especificaciones, la joven me dice tengo uno, pero solo tenemos en dos tallas y son piezas únicas. Me lo mostro y quedamos deslumbradas con el vestido, aunque ella nos mostró otros modelos; cuando se probo el vestido parecía una princesa de cuentos, hecho a su medida, llega su papá y al verla con el vestido empezó a llorar, decía no busquemos más, la joven que nos atendía estaba con una interrogante muy grande en su rostro, nos veía llorar y quizás pensaba están locos, le explique los motivos porque me daba pena dejarla con la inquietud.

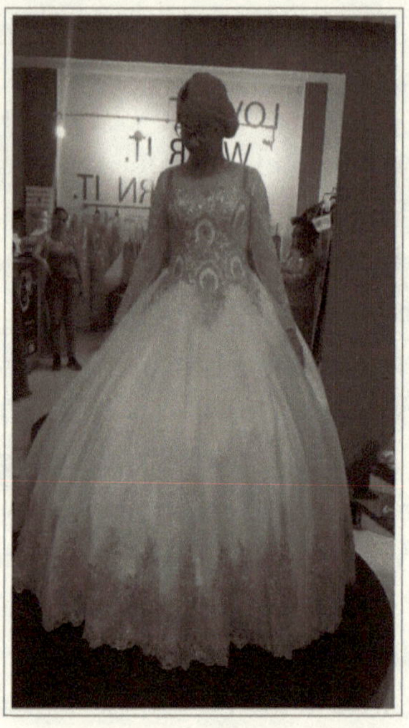

Después de tanto caminar, organizar, comprar, trasnochos y cansancio, llegó el gran día, y aún seguía el estrés, Ana Laura (amiga) quien siempre ha estado a la disposición con su gran carisma, nos ayudó en muchos detalles, pero en especial en la contratación de la maquillista, que era parte fundamental; la joven con toda la disposición desea empezar a maquillar, yo me encontraba en el local ultimando detalles, y cuando regreso a casa, me percato que no han empezado con Kaithlyne porque no quería nada, dos días antes había salido de quimioterapia y ese tratamiento afectaba su sistema nervioso, emociones y carácter, me senté en su cama y conversé con ella, me decía que no quería nada, que tenía mucho sueño, no había desayunado, no quería cooperar, luego de conversar con mucho amor y paciencia comprendió y decidió colaborar. Al terminar de maquillarla se veía preciosa, digna para un momento súper especial y emotivo.

La primera vestimenta de Kaithlyne era una falda con diseño de piano, que su prima Malorie le regalo, una falda que conservo con mucho cariño.

Toda la decoración de la fiesta tenía una temática de *ballet* y música las grandes pasiones de Kaithlyne. Muchos se sorprendieron de ver a Kaithlyne en el lugar, porque en la mayoría de los casos, la quinceañera es la última que sale, pero nuestro deseo era que Kaithlyne disfrutara cada momento de su homenaje.

Quisimos plasmar cada etapa de la vida de Kaithlyne, empezando con su infancia y su payaso favorito, quien entra animando con su alegría y entusiasmo que lo caracteriza, poniendo a grandes y chicos a bailar, quizás muchos se preguntaran ¿Un payaso en una fiesta de 15 años? pero nosotros acabamos con la rutina, era una remembranza de cada etapa que **marcaba** un antes y después en los años estupendos que Dios le había prestado a nuestra hermosa, quien sentada en una silla especial adornaba el lugar con una enorme sonrisa.

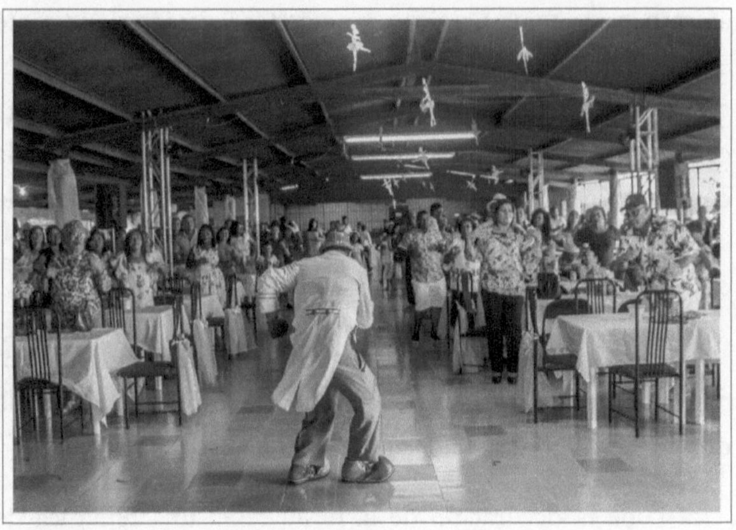

Se escucha en el fondo una música que era muy familiar para Kaithlyne, presumo que al escucharla recordó bellos momentos, de las veces que subió a un escenario todos los fines de curso en el *ballet*; ingresan al auditorio 5 hermosas niñas con los vestidos que Kaithlyne disfruto cada año en sus presentaciones de *ballet*. Los vestidos simbolizaban cada año de esfuerzo, diversión, amor y pasión por este arte.

Seguidamente la familia de la Fundación Danilo Pérez, dirigidos por el profesor Luis Carlos, quien nos brindó su talento, tiempo, apoyo y una gran paciencia en cada ensayo, acompañados por su papá en el bajo, y en la batería su hermano, entonaron una pieza musical. Ver a Kaithlyne tocar el saxofón fue emotivo, muchos pensaban que ella ya no tocaba, que quizás no podía hacerlo, pero ella demostró una vez más que cuando Dios es el centro de nuestras vidas, el querer es poder; con esfuerzo, practica y dedicación todo se logra.

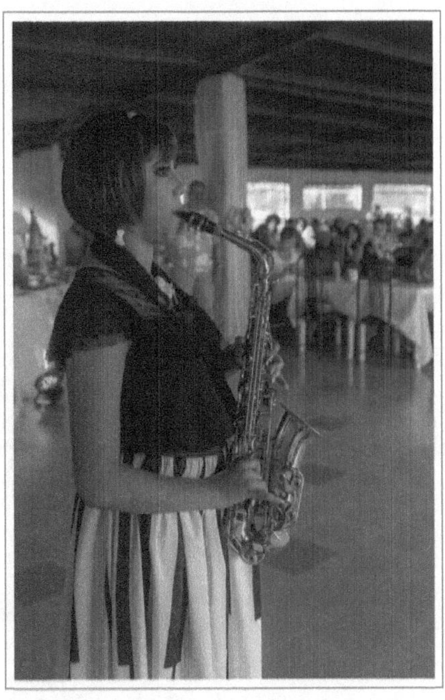

Se dio un pequeño espacio para que la quinceañera lograra hacer cambio de vestido, cuando Kaithlyne estaba lista, se escuchó la cuenta regresiva, entra en escena Adanys quien tiene muchísimo parecido a Kaithlyne (hija de mi prima Mendy) y nuestra amiga Yanela con una danza de una canción que se volvió como un himno para nosotros.

Llegó la hora más esperada, la entrada de la hermosa quinceañera, quien estaba espectacular y hermosa, acompañada de su hermano Adriel, se notaba que los pasos de Kaithlyne eran lentos, producto de todos los acontecimientos vividos que afectaron su coordinación motora, pero eso no fue motivo para restarle lo hermosa que se veía, yo en el fondo observaba su entrada y no pude contener las lágrimas, lo que veía era simplemente un milagro. En muchas ocasiones pensé que se me iba lentamente, pero Dios le otorgaba vida, pese a todo los pronósticos médicos, si estaba en ese momento con nosotros, era porque era la voluntad de Dios, prueba de su favor y misericordia inmerecida.

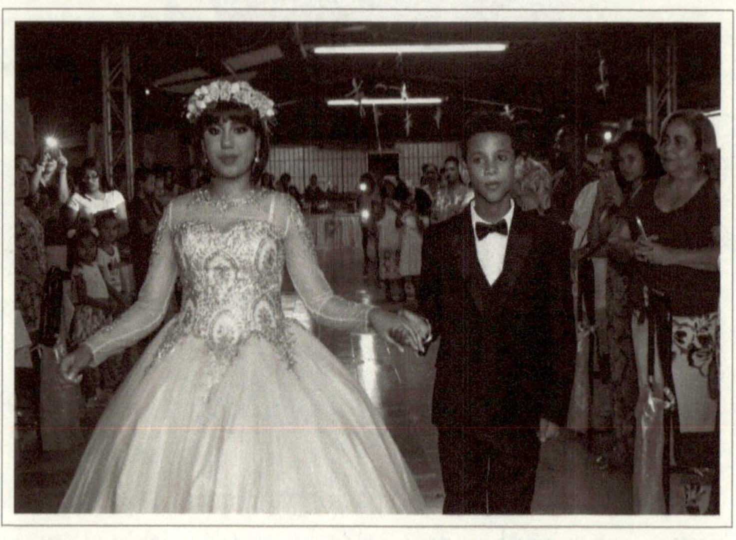

"He aquí, herencia de Jehová son los hijos; cosa de estima el fruto del vientre". Salmos 127:3 (RVR1960)

Mientras yo cantaba una canción, su papá bailaba junto a ella, fue un recuerdo inolvidable, lagrimas salían de sus mejillas, era su niña que había crecido, era toda una señorita, y lo más importante, *Dios la había traído de la muerte a la vida*, era doble la celebración.

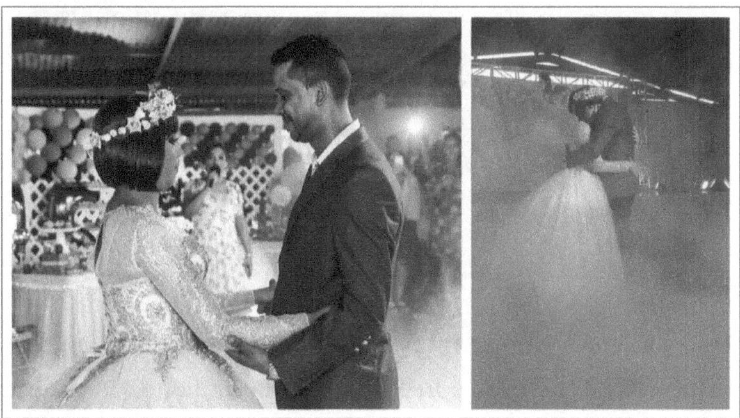

En la mayoría de los 15 años, el que coloca la sortija a la quinceañera es el padre, pero en esta ocasión lo hice yo, su madre, estando en el hospital Kaithlyne le dieron fuertes dolores de cabeza, le colocaban morfina cada dos horas, y aun así los dolores continuaban, angustiada de ver a mi niña atormentada por el dolor empecé a orar, a pasearme por todo la habitación, en un momento pude ver el paisaje hermoso de la ciudad por la ventana, era una vista impresionante, me detuve y empecé agradecer a Dios por esa hermosa noche que nos regalaba, le roge con todo mi corazón que le concediera años de vida a mi niña, me acerque a Kaithlyne le pedí que se sentara en la cama, me quite mi anillo de matrimonio y le dije: "Vamos hacer un pacto con Dios, yo sé que vas a llegar a tus 15 años y este es un símbolo de que pronto te pondré tu anillo de 15 años". Nos abrazamos, lloramos y oramos. Kaithlyne logró dormirse y descansar sin dolor; por tal motivo, deseaba colocarle el anillo; en ese instante recordamos ese momento, una vez más lloramos, porque Dios había escuchado nuestro clamor.

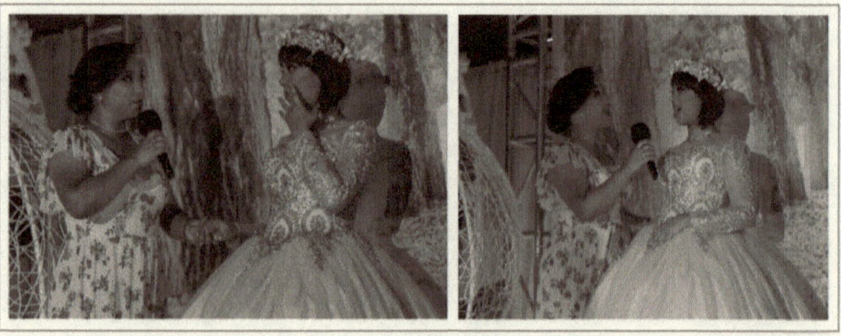

Lo más importante de la celebración fue que mi princesita lo disfrutó al máximo. Al día siguiente de la fiesta recibo la llamada de una amiga, felicitándome por los 15 años y a la vez para preguntarme los días de las reuniones en mi congregación, la verdad me sorprendió su pregunta, solo le dije los días y enseguida me dijo: *"Sabes que algo **marcó** mi corazón en esa fiesta y necesito buscar de Dios"*. Pensé que era solo emoción, pero el siguiente domingo estaba en la iglesia muy complacida. Continuó congregándose por varios meses, hasta que recibí la triste noticia de que había fallecido inesperadamente, esto impactó mi vida, una prueba de que Dios nunca llega tarde, él creó el tiempo, actúa en el momento exacto, es un Dios de oportunidades.

Conversando con una persona, salió el tema de los quince años, me dice… *todos los invitados somos conscientes del significado de esa celebración, fue un privilegio ser parte;* sentí alegría porque no solo la familia disfruto de ese tiempo especial, sino también las personas que la apreciaban, porque hasta en ese momento nadie sabía lo que podía pasar, el futuro de Kaithlyne estaba en las manos de Dios.

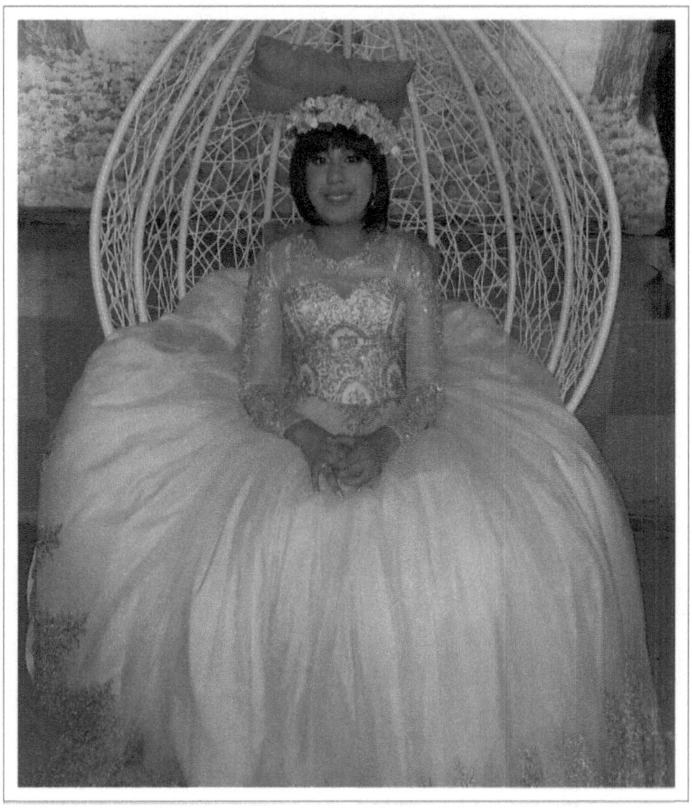

Tratamos de que la vida siguiera su curso de una manera normal para Kaithlyne, siempre pidiendo a Dios por ese milagro, siendo agradecidos por cada minuto de vida que le regalaba, pero era muy tedioso e incómodo para ella ir a citas médicas, realizarse resonancias magnéticas cada cierto tiempo, seguir con el tratamiento de quimioterapia (tomar seis capsulas enormes por día, una semana al mes) a parte de los otros medicamentos que le hacían subir de peso, más los dolores de cabeza que acrecentaban.

7

Cambio de vida

Siempre hubo una pregunta en mi mente ¿Cuándo nos cambió la vida?

Cuando iniciamos este proceso con Kaithlyne, como familia gozamos de fortaleza espiritual, una economía estable, unidad y amor familiar, el ministerio donde el Señor nos permite servir perseveraba, todo desde nuestra óptica marchaba bien, no había queja alguna, pero el Señor nos saca de nuestra comodidad y se desata la tormenta, en varias ocasiones había leído el libro de Job, pero sentí más interés en escudriñarlo al vivir esta situación, fue de mucha bendición y fortaleza contar con un soporte bíblico.

Una hermana de la iglesia me visita porque tenía una palabra de parte de Dios, el mensaje fue claro y contundente, me dijo: *"El proceso aun viene más fuerte"*. Yo en ese momento pensé: "Esta mujer no sabe lo que dice, ella tendrá idea de lo que estamos pasando para que diga que lo que viene es más fuerte". Decía dentro de mí: "Kaithlyne entonces va a morir". Al final le pedí perdón a Dios por cuestionar y le dije: "Señor, tú lo sabes todo".

En los próximos días empezamos a notar que a Kaithlyne se le olvidaban ciertas palabras al hablar, nos decía no recuerdo como se dice; su pierna derecha desmejoro, muchas veces no le respondía y cojeaba, su ojo derecho se nublaba, ella me manifestaba a cada instante los síntomas que notaba, pero yo disimulaba y le decía que no pasaba nada, deseaba evitarle preocupaciones, el radiólogo me decía siempre que una parte fundamental para que un paciente se recupere es la actitud con que enfrente la enfermedad, y

Kaithlyne tenía todas las ganas de seguir viviendo, era una guerrera y no quería afectarla emocionalmente.

Hoy me pregunto cómo esta adolescente soportó todas estas circunstancias con una gran sonrisa, aun cuando tenía dolor, no había queja. En una ocasión en los días de quimioterapia en casa de mi mamá, el tío Reggie la molesta como siempre, pero la reacción de Kaithlyne fue levantarse, tirar un abanico contra el suelo, y empezar a gritar que la dejara, todos quedamos en un silencio, no sabíamos que hacer, Reggie dulcemente y con sabiduría le dijo, saca todo lo que sientes, grita, eso es bueno, ella se calmó, se sentó y empezó a decir lo siento, no sé qué me paso, perdón tío, pero al instante todos coincidimos en que era el tratamiento de quimioterapia, que alteraba sus nervios, desde ese momento tratamos de que esos días ella estuviera relajada; nadie sabía lo que ella sentía, quizás dolor, ansiedad, angustia, frustración de tantas dosis de medicamentos o tal vez dentro de ella sentía la impotencia de que su vida cambio totalmente, de ser una chica independiente, a no poder hacer las cosas a su ritmo habitual, depender para todo de la familia.

Cada vez que le preguntaba a Kaithlyne como se sentía, ella me respondía con una gran sonrisa ¡bien! Y añadía que no me preocupara, ella hacia su mejor esfuerzo, a pesar de las situaciones adversas. Es evidente que Dios es real, que le daba satisfacción, plenitud y fuerza en medio de la prueba.

Reggie (tío)

Después de la operación, mi sobrina empieza nuevamente un proceso de recuperación en el cual teníamos la fe de que no hubiera que hacerle quimioterapia, pero para nuestra sorpresa si tenían que hacerle. Esa fue otra noticia muy triste para nosotros y otro bajón. Recuerdo ver a mi sobrina caminar de su casa, a la mía que está al frente, todos los días a su ritmo, pero venía por ella misma. Al pasar de los días cada vez se le dificultaba más ya no podía sola si no que alguien le ayudaba de un brazo y así poco a poco hasta que no pudo bajar más. Empezamos a notar que cada día que pasaba Sachal dejaba de hacer algo. La enfermedad empezaba a tomar cada día más fuerza. Una de las únicas cosas que mi sobrina nunca dejo de hacer era comer, comía el doble de lo que yo comía.

Para su hermano Adriel la situación en el hogar con su hermana era angustiosa, su compañera de vida, viajes, travesuras, su modelo a seguir y consejera estaba en una pelea por la vida. Esa protección especial de ella hacia él faltaba, a pesar de que Adriel recibió terapias psicológicas durante el proceso de Kaithlyne, recomendadas por el hospital, empezó a manifestar conductas inadecuadas, que no eran normales en él, no quería asistir a sus clases de música, bajo las calificaciones en el colegio, entre otras cosas.

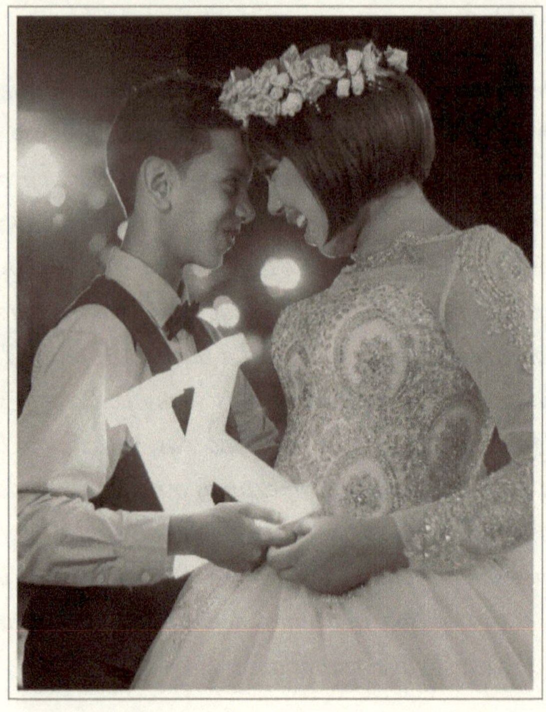

Cuando Kaithlyne enfermó, visite el colegio de Adriel, converse con la consejera, le explique todos los acontecimientos, ella muy amable me dijo que no me preocupara, que informaría del caso a los demás profesores, confié en su palabra. Meses más tarde fui nuevamente con mi esposo al colegio y conversé con la consejera, quedé espantada cuando me pidió que retirara al niño del colegio porque estaba fracasado en todas las materias, que ya había perdido el año escolar, no supe que responderle, pasé a la entrada del colegio, pedí a un inspector me guiara para solicitar los créditos académicos del niño, porque lo iba a retirar del colegio. Él me preguntó por qué lo iba a retirar del colegio. Le repetí lo que me había dicho la consejera y no lo podía creer, en ese momento se encontraba presente un policía de menores que me indicó que no podía hacerlo, que debía investigar.

El inspector se ofrece acompañarme para conversar con los profesores de mi hijo, al hablar con cada uno de ellos nos cercioramos que no tenía excelentes calificaciones, pero estaba logrando pasar sus materias, solo en una estaba fracasando, pero contaba con la oportunidad de salvar la materia con el examen final. Muchos de los profesores se molestaron por el atrevimiento de la consejera. Todos me aseguraron que desconocían del caso de mi hijo, algunos hasta notaron que el niño había cambiado, estaba muy callado, pero no sabían por qué. La profesora, donde Adriel tenía problema de calificación, me explicó que si el estudiante lograba sacar un cinco en el examen final podía salvar la materia. Era un tanto imposible, pero había una ventaja, era una charla en grupo y el tema que les había tocado era casualmente sobre los hospitales. Me dediqué a estudiar con él por varios días hasta que se me ocurrió solicitarle a la profesora llevar a Kaithlyne para que contara su testimonio de lo que se vive en los hospitales como un aporte a la charla.

Llegó el día del examen final, llevamos recordatorios para todo el salón, el grupo expuso la charla y por último la intervención de Kaithlyne, no la preparé, porque a ella se le olvidaban las cosas, dejé que fluyera, una de las partes que recuerdo fue cuando se quitó el gorrito que tenía en la cabeza para mostrar la operación, ver el rostro de esos jovencitos de 14 años fue impactante, la cereza del pastel fue cuando les dijo que ella desconocía si iba a vivir, que estaba en las manos de Dios, pero que deseaba seguir viviendo para estudiar, que no comprendía como había jóvenes que tenían la oportunidad de estudiar y no lo hacían, muchos bajaron sus cabezas, otros lloraban, entre ellos la profesora, yo igual quedé asombrada por las palabras de Kaithlyne, nada planeado, salió de su corazón.

Estoy segura que, después de ese día, la vida de muchos de esos adolescentes fue **marcada** con un cambio radical. La profesora me decía que había sido una experiencia única, que estaba por jubilarse y que nunca lo olvidaría. Gracias a Dios, a Kaithlyne, y al esfuerzo de todo el grupo de Adriel ganaron un cinco en el examen final, logrando pasar la materia.

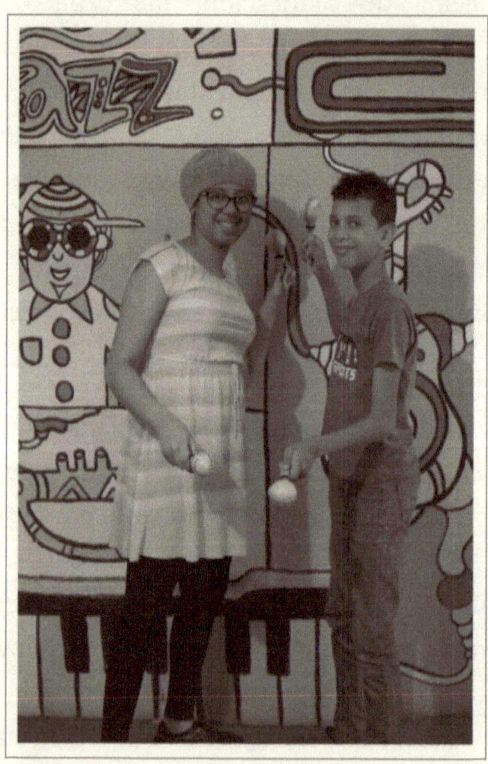

8

Graduación

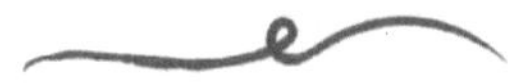

Demuestra al mundo que si se puede.

El éxito está en lograr superar los obstáculos.

Llegó el mes de diciembre y con él la oportunidad de que Kaithlyne asistiera a su fiesta de graduación de 9° de su colegio. Le compramos un hermoso vestido rosa, se veía hermosa; sus profesores y compañeros la recibieron con entusiasmo, siempre atentos en cuidar de ella y que se sintiera favorable.

Llegó el día de su graduación y consigo el sentimiento: ¡lo logró! A pesar de todos los obstáculos, nos sentimos bendecidos y agradecidos. En el acto de graduación, su consejero menciona su nombre *"Kaithlyne De La Rosa"*. Ella camina acompañada de la mano de un profesor, ya que sentía temor de caerse, su pierna derecha estaba flaqueando; inmediatamente el auditorio se llenó de ovación, gritos, cornetas, fue un momento magnifico y memorable.

Kaithlyne a pesar de todo, estaba allí demostrándole al mundo que sí, se puede, que el éxito está en lograr superar los obstáculos, que podemos experimentar momentos de adversidad en diferentes áreas de nuestras vidas, sumergidos bajo condiciones negativas, que muchas veces se nos hace complicado ver la luz al final del túnel, pero si mantenemos la calma, constancia, podremos salir victoriosos como Kaithlyne, un gran ejemplo de vida.

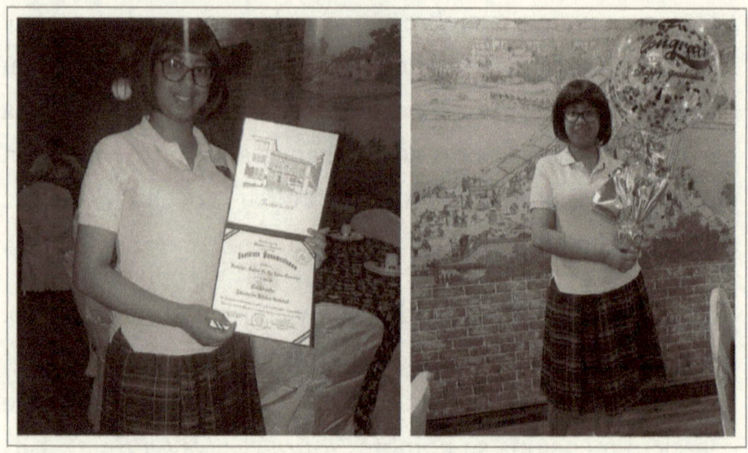

"Todo lo puedo en Cristo que me fortalece".
Filipenses 4:13. (RVR)

Fue un día que quedara registrado en la memoria de muchos. Recordaba en ese momento, que meses atrás sentadas en un sillón de la casa, Kaithlyne me decía que tenía el sueño, deseo y disposición de querer ocupar un puesto de honor en su promoción, nada fue como lo soñó, pero creo que recibió un alto honor frente a todos los presentes, ser una excelente guerrera. Para nosotros como familia fue especial, nos sentimos orgullosos de su logro.

9

Última navidad y verano

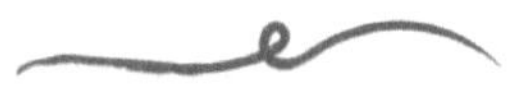

Cita médica y con ella malas noticias, había una desmejora enorme desde la cita anterior, el oncólogo estaba impactado, no podía creer lo que estaba pasando si todo iba marchando bien. De inmediato nos envió a realizar unas tomografías y que le llevaran los resultados de inmediato, de eso dependía si podía irse a casa o quedar hospitalizada, mientras esperaba para los exámenes, Kaithlyne empezó a llorar y me dijo: *"No quiero pasar Navidad en el hospital"*. Solo le dije: "No te inquietes, espera en Dios, todo va a salir bien". Pero en realidad lo que decía era por fe porque no tenía una garantía.

"¿Por qué te abates, oh alma mía, y te turbas dentro de mí? Espera en Dios; porque aún he de alabarle, Salvación mía y Dios mío". Salmos 42: 5. (RVR)

Mi papá me acompañaba y estaba súper nervioso, salieron los resultados de los exámenes, los llevamos al oncólogo, nos hace la observación que el panorama no anda bien, pero no era necesario hospitalizarla, respiramos profundo, ya más calmados salimos a casa.

Aprovechamos en familia las fiestas de fin de año, disfrutamos de la compañía de Kaithlyne en casa; sin saber que sería la última navidad con ella. A pesar de los inconvenientes para trasladarla asistimos a la iglesia, su última vez en la congregación fue en año nuevo, adoró a Dios con mucho fervor, la observaba y pensaba en las veces que nos inventamos miles de excusas para no ir a la iglesia, o la frialdad con la que damos nuestra ofrenda de alabanza. Esa noche dimos un especial, un drama cantado en familia.

Las veces que observaba a Kaithlyne tan pasiva en una

cama, reflexionaba en las ocasiones que me queje o me sentía extenuante con la excesiva energía de mis hijos, el desorden, travesuras o escuchar las peleas constantes de hermanos. Hoy entendiendo que eran sinónimo de salud y vida, por la enfermedad lamentablemente lo que imperaba era el silencio, la quietud, en muchas ocasiones melancolía. Esto me enseñó a valorar cada etapa de mi vida, a no tomar las cosas como pasajeras, a ser agradecida, amar con desprendimiento y a vivir cada día como el último.

El 9 de enero del 2019, la Fundación Danilo Pérez le hace una invitación a Kaithlyne para que participe de clínicas, talleres y conciertos que se realizan todos los años en el verano, la invitación incluía hospedaje en un hotel cerca al evento para toda la familia. Como padres fuimos conscientes de que Kaithlyne lamentablemente no podía asistir como todos los años, por su situación de salud.

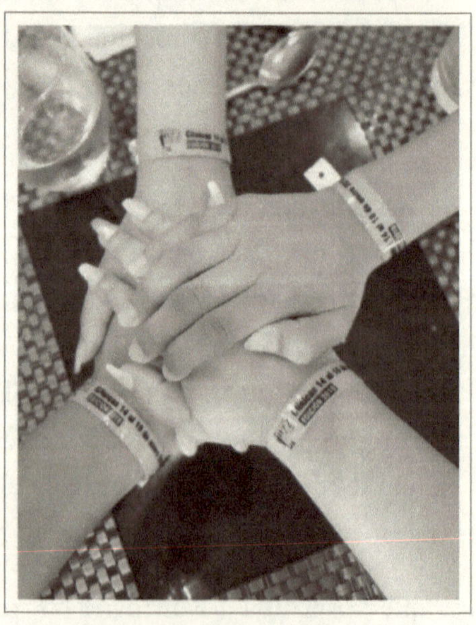

Pero luego de esa gran invitación todo cambio, para ella significaba un respiro, satisfacción en su máxima expresión, ella amaba el mundo de la música y el estar allí era una gran oportunidad, privilegio y bendición.

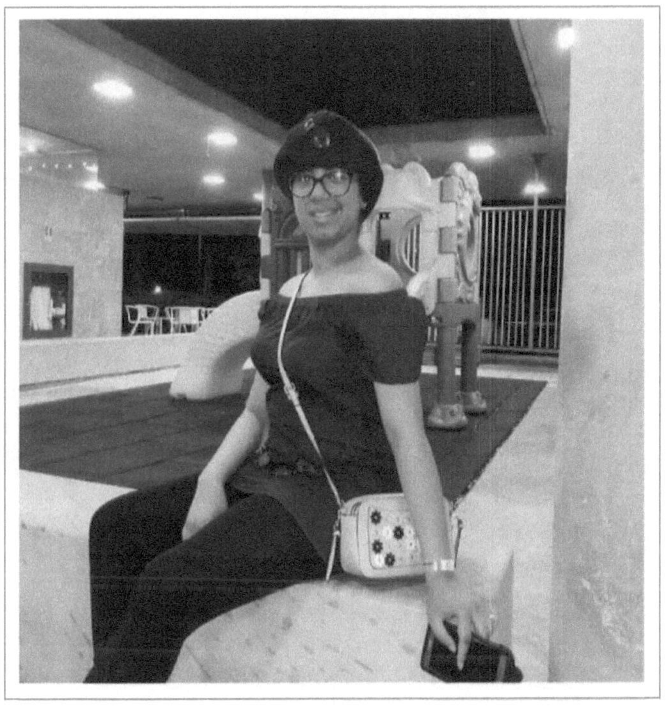

Kaithlyne disfruto esos días con apego, a pesar de que se agotaba mucho físicamente, pero aun cuando pasaron los días lo recordaba con entusiasmo. Siempre como familia estaremos agradecidos con la Fundación Danilo Pérez, porque estuvieron al tanto de la salud de Kaithlyne, desde el día cero, por todo el cariño, amabilidad; por cada visita que le hicieron en casa, eso alentaba a Kaithlyne.

10

Desmejora

Ofrece a Dios lo mejor de ti, ante a cualquier
adversidad.

Los días avanzaban y junto a ellos el deterioro en Kaithlyne, su mano derecha ya no reaccionaba, se inmovilizó, aprendió a hacer las cosas con la mano izquierda, perdió el equilibrio al caminar, tenía que sostenerse para poder hacerlo, o tenía que hacerlo acompañada. Siempre en nuestra casa ha existido la regla para mis hijos de no ponerle seguro a la puerta de las habitaciones por precaución, en una ocasión Kaithlyne se iba a bañar, yo estaba esperando que se quitara la ropa, pero ella deseaba hacerlo sola, me pidió que la esperara fuera de la habitación, con mucho temor accedí a darle espacio, porque entendía su frustración y la necesidad de sentirse útil haciendo las cosas solas; me paré afuera de la habitación a esperar, pero noté que tardaba. Le pregunté: "¿Kaithlyne, ya?". Como sabía que le costaba un poco, utilizando solo un brazo, esperé un poco más, nuevamente le pregunté "¿Ya?", me dijo *"Aún no"*. No esperé más, cuando traté de abrir la puerta, me asusté. Tenía seguro. Le dije: "Ábreme, por favor". Me respondió: *"Ya voy"*. Perdí los estribos, le gritaba que me abriera y nada, corrí hacia mi habitación a buscar la llave, cuando entré la encontré tirada en el suelo, desnuda, empecé a gritar y a llorar de la angustia, y ella reída me dijo: *"No te preocupes, mami, estoy bien, solo ayúdame a levantarme, no lo puedo hacer"*. Ver a mi hija postrada en el suelo me quebrantó, al intentar levantarla, por su peso, no podía sola. Le dije: "Déjame llamar a tu hermano para que me ayude". Me dijo: *"No, por favor, no quiero que me vea desnuda"*. Mandé a su hermano a buscar a mi mamá, quien vive al frente, mi madre llegó y entre las dos la levantamos como pudimos, la sentamos en la cama, ella seguía sonriendo y me decía *"Mami, no llores, estoy bien, me deslicé de la cama y caí al suelo, quería levantarme sola, pero no lo podía hacer, cerré la puerta con seguro, porque sabía que ibas a entrar en cualquier momento y no me dejarías sola".*

Impotencia, angustia y desesperación sentí en ese momento, pero el Espíritu Santo estaba allí para consolarme y fortalecerme, desde ese instante le dije: "Lo siento, pero ya no puedes hacer nada sola por tu seguridad". Solo me respondió: *"Lo entiendo"*. La revisé y, gracias a Dios, todo estaba bien, no se había golpeado, solo fue el susto.

Cuánto nos duele saber que nuestros hijos sufren, cuánto más lo sentirá nuestro padre celestial por nosotros.

"Pues si vosotros, siendo malos, sabéis dar buenas dádivas a vuestros hijos, ¿Cuánto más vuestro Padre que está en los cielos dará buenas cosas a los que le pidan?". Mateo 7:11. (RVR)

Llegó marzo y consigo el tiempo en que Kaithlyne no podía estar sola, tenía que estar todo el día acompañada, bañarla y darle de comer; su cuerpo empezó a tener menos movimiento, se mudó totalmente a mi habitación, poco a poco Kaithlyne fue perdiendo la fuerza de su voz, hablaba suavemente, pero algo que permaneció constantemente en su boca "Te amo".

Nunca dejo de adorar, realizamos cultos familiares todas las noches y ella cantaba con alegría, alzaba sus manos y se levantaba ella misma con su brazo izquierdo el brazo derecho, pero adoraba.

A finales de marzo, una mañana, le saludé con los buenos días y bendiciones, con su mano se toca el cuello y me hace seña de que no tenía voz. Le dije: "¿Mami, no puedes hablar?". Con su cabeza me indicó que no, por segundos quedé muda como ella, solo dije: "No te preocupes, mami, esto es temporal, pronto vas a recuperar tu voz". Ella afirmó con su cabeza. Salí del cuarto para no llorar frente a ella, no veía luz, todo se tornó oscuro, en ese momento recordé las palabras de la hermana cuando fue a mi casa meses atrás para decirme: "*El proceso aun viene más fuerte*". Levanté mi mirada al cielo y dije: "Tú me lo advertiste, Señor, hoy te pido que no me sueltes jamás".

Una noche Kaithlyne empezó a desesperarse, quería algo, pero al no hablar, nos costaba mucho entenderle, señalamos de todo y nada, hasta que me acordé que ella tenía un peluche favorito con quien dormía a quien ella nombró *Bolita*, le pregunté ¿Quieres a *Bolita*? acento con su cabeza, nunca más ese peluche se apartó de ella, fue un regalo de graduación del *ballet*.

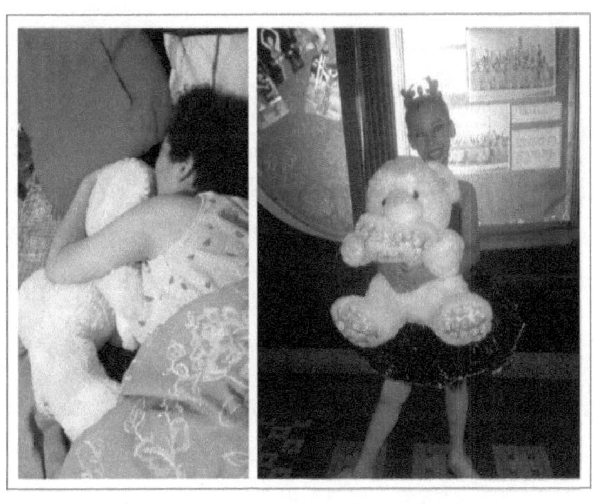

Para la semana Santa, se realizó una campaña en la iglesia donde asisto, en ese entonces mi esposo y yo éramos los encargados del ministerio de Alabanza, por lo tanto era preciso estar al frente, nunca nos negamos a estar a pesar de todas las circunstancias difíciles que afrontamos con Kaithlyne; el tener que salir ambos de casa, dejarla con mis padres, ministrar, pero a la vez tener la zozobra de chatear constantemente para saber cómo estaba, el pensar que podía presentarse cualquier imprevisto.

No era fácil tomar la decisión de salir de casa, que tu mente no descansara pensando que la niña sintiera dolor, tener que llevarla a urgencias o hasta llegar a morir, tantas cosas pasaban por mi cabeza, pero a la vez decía Dios tú tienes el control de todo. Hoy traigo a memoria todos esos acontecimientos y me pregunto: "¿Hice bien o mal?" Nuestro primer ministerio es la familia. "¿Fue lo correcto dejar a mi niña en esa condición?" La otra opción es que Dios es primero en todo... Aún queda esa duda en mi interior, ¿usted que considera?

De algo si no tengo duda, y es que aprendí a dar a Dios lo mejor frente a cualquier adversidad, que pase lo que pase el sigue sentado en su trono. Hoy observo a los padres que se quieren volver locos por imprevistos normales con sus niños, no es que sea insensible, sino que medito en que no fue fácil aprender a confiar plenamente en Dios, aunque te encuentres entre la vida y la muerte.

Kaithlyne empezó a utilizar silla de ruedas por su seguridad, nos organizamos como familia, todos cooperamos para su cuidado; mi mamá se levantaba muy temprano a prepararle el desayuno antes de ir a laborar, yo me encargaba de bañarla, darle sus medicamentos, cuando llegaba mi papá del trabajo yo podía salir a laborar, mi papá se encargaba de darle el desayuno y a eso de las 9 a. m., mi hermano Reggie llegaba a cuidarla, Reggie realizó cambios en su horario de trabajo para apoyarnos.

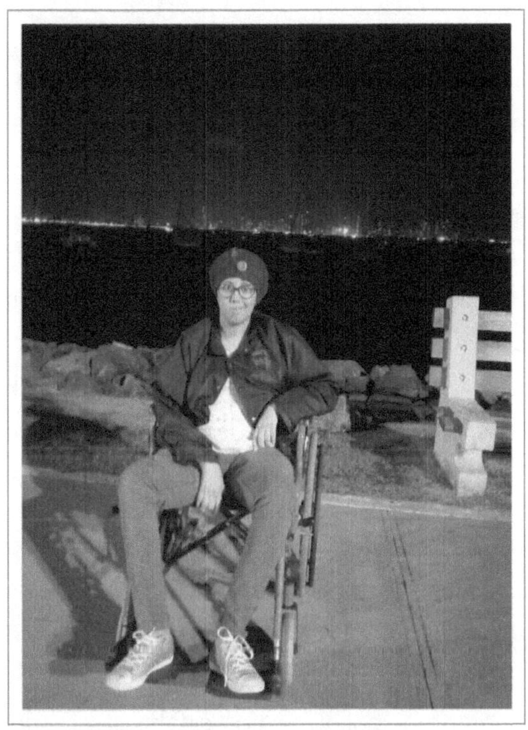

Después que Kaithlyne desayunaba, veía una rato televisión, historias bíblicas para nosotros era muy importante que ella se mantuviera constantemente a la luz de la palabra de Dios. Reggie se acostaba en la cama toda la mañana junto a ella, porque ella se lo pedía, se sentía acompañada, aprendió a manifestar todas sus inquietudes por señas, nosotros aprendimos a comprenderla; cuando abría su boca y la señalaba era porque tenía hambre, si quería ir al baño se tocaba el estómago, cuando quería dormir ponía sus manos en su rostro, si deseaba que cambiaran el televisor movía la mano de un lado para otro, cuando tenía dolor de cabeza se tocaba la frente, y así sucesivamente creamos ese vínculo de comunicación.

Con la desmejora de Kaithlyne, llegaron otras adversidades a nuestro hogar, se dañó el refrigerador, la lavadora, un televisor, empeorando la situación en el hogar. Pero el soporte familiar fue fundamental, los alimentos se guardaban en casa de mis padres, recuerdo a mi papá lavar la ropa y sábanas de Kaithlyne sin yo pedírselo. Mis padres y mi hermano son una bendición de Dios en mi vida, ellos me aportan amor, fortaleza y seguridad en los momentos más complicados, todos los días agradezco a Dios por mi hermosa familia.

Los días en esta circunstancia se hacían largos, Kaithlyne seguía luchando, unas de las cosas que nunca perdió fue el apetito, comía en demasía, pero el oncólogo me indicó que era producto de un medicamento, lamentablemente a nosotros nos estaba afectando el poder movilizarla por su peso; mi hermano Reggie sugirió bajar la cantidad de comida, de lo contrario todos seríamos afectados de la columna, pero eso fue una lucha infructuosa, Kaithlyne lloraba en silencio cuando no se saciaba, sus gestos nos indicaban que deseaba más comida, no podíamos verla llorar. En una ocasión mi papá le llevó una comida, Reggie le dio solo la mitad, le hizo creer que se acabó, cuando llegué del trabajo le pregunté: "¿Cómo estás?". Me hizo seña que bien. Le pregunté si había comido, me dijo que no, yo sabía que sí, pero en broma le dije: "¿No te dieron comida?". Me hizo con la cabeza que no, hice como que estaba regañando a Reggie, diciéndole: "Cómo es posible que tengas a la niña con hambre". Ella acentuaba todo lo que yo decía, como insinuando que eso le pasaba por no darle la comida. De repente empezó a hacerme gestos. Le señalaba de todo y me decía que no, hasta que toqué el envase de comida y asintió con la cabeza. Le dije que eso no tenía nada, ella me decía que sí, cuando abrí había comida. Reggie me dijo: "*¿Cómo supo si lo escondí?*". Ella, a pesar de estar postrada en una cama, estaba atenta a todo lo que se hacía, los médicos no podían comprender como ella mantenía lucidez mental.

Mi niña creó un vínculo desmesurado conmigo, era como una bebe grande, no quería que me separara ningún instante. Nos rotamos para asistir a las reuniones en la iglesia, pero cuando tocaba mi turno, no le parecía para nada la idea.

Reggie (tío)

Muy pronto Sachal estaba en una cama con casi el 75% de su cuerpo sin poder moverlo. ¿Ustedes saben lo que significaba eso? Que todo su cuerpo necesitaba de la atención de alguien, ya no podía valerse por ella misma. Algo muy importante que tengo que mencionar es el hecho de que todos en ambas casas tenían un horario de trabajo regular, el más flexible era yo, que empezaba después de las 2 de la tarde a trabajar.

Entonces al despertar todas las mañanas me hacía una taza de café, y pasaba a la casa de mi hermana a cuidar a mi sobrina, todos los días le pedía fuerzas a Dios para enfrentarme a esa imagen de ver a mi sobrina, una niña de 15 años acostada en esa cama sin poder mover su cuerpo.

Era duro verla en ese estado todos los días, tener que levantarme de mi cama con el pensamiento de que cada día estaba perdiendo más y más sus funciones motrices. Su mente estaba clara pero poco a poco perdió el habla. Me imagino lo impotente que tiene que haber sido para ella poder estar clara en la mente y no poder hablar. Que duro fue para mí ver este proceso.

El cuerpo de mi sobrina que era un poco más alta que yo, que mido 1.67 se fue poniendo cada día más pesado por la flacidez, llevarla al baño era una tarea de 2 personas, pero cuando no había nadie y estaba solo me tocaba hacerlo y sacar fuerzas de dónde no había. Poco a poco tanto a mi papá como a mí se nos fue deteriorando la cintura y más a mi papá un señor de 59 años.

A veces no sabíamos si era que quería ir al baño, comida, o tenía calor pues no hablaba y ella se sentía tan triste que sus lágrimas empezaban a salir. Lo que yo hacía era repetir todas las funciones una por una, primero ir al baño dejarla sentada un rato sosteniendo su cuerpo, pues si no la agarraba se caía, de no ser eso, podría ser que deseaba voltearse de lado, y si no, tomar agua.

Estas eran mis mañanas hasta las 1:00 de la tarde que llegaba mi hermana para relevarme, yo salía con el ánimo en el piso, de saber lo que le esperaba a mi hermana que es mucho más chica en peso y en tamaño que yo.

En los momentos de angustia de Sachal, yo me acostaba junto a ella, la abrazaba y eso la calmaba, casi siempre funcionaba de ser solo angustia.

Empezamos a notar la forma de respirar de mi sobrina y su dolor cada día aumentaba más, empezaron las dosis de morfina cada día a aumentar, era la única forma de mantenerla tranquila. Recuerdo sus últimos días en la casa era totalmente angustioso para nosotros verla sufrir.

En el mes de abril las cosas continuaron peor físicamente para Kaithlyne, ya había perdido mucho más la movilidad, era poco lo que su cuerpo colaboraba. Por su peso era difícil movilizarla hasta el baño, yo no podía hacerlo sola con mi mamá, debía haber un hombre en casa para cargarla hasta la ducha, decidimos ponerle pampers y hacerle baños de cama, para no tener que llevarla constantemente al baño.

Las noches eran exhaustas, ninguna de las dos dormía, como ella no podía moverse por sí sola, me tocaba como podía o hacia ruidos para que yo la cambiara de posición, esto ocurría durante toda la noche, solo dormía por lapsos, me preocupaba el hecho de que me llamara, y no estuviera atenta, o le pasara algo y yo no sintiera.

Nacidos para adorar tenía una ministración pautada

meses atrás y había llegado el día de esta, ese sábado Kaithlyne amaneció con dolores de cabeza, le suministramos morfina para los dolores, cuando estaba hospitalizada era el medicamento más efectivo, cuando se lo enviaron para aplicárselo en casa me costó muchísimo hacerlo, pero era la única forma de controlar los dolores. Les notifiqué a los muchachos del grupo que Kaithlyne no estaba bien, que me ayudaran a orar para que se normalizara todo y pudiera ir al evento, ellos me dijeron: "*Tranquila, no vamos, primero es la niña*". Pero en horas de la tarde todo cambió y ella estaba sin dolores gracias a Dios.

Cuando se acercó la hora de salir de casa, ella noto que me estaba arreglando, empezó a inquietarse, me senté, le expliqué que no me demoraba, pero ella movía la cabeza de un lado para otro, que no estaba de acuerdo, así estuvimos por un lapso de tiempo, lloraba y lloraba, logré que se calmara y con dolor en mi alma salí. Eso dio paso a que ministrara de una manera diferente, sabía que si estaba de pie era por la misericordia y fuerza de Dios, no era fácil dejar a mi hija, pero el servicio a Dios era mayor; él Señor se movió de una manera especial, y quizás es lo que Dios desea de nosotros,

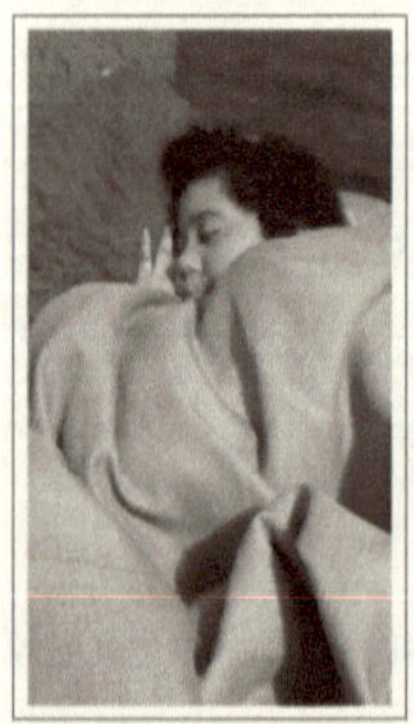

que le adoremos en medio de la tormenta, que lección más grande, no me fue nada fácil, pero supe pasar la prueba.

La ministración era cerca de mi casa, así que cumplí y regresé de inmediato a casa, al llegar Kaithlyne me recibió con una gran sonrisa, le di un beso y me acosté junto a ella, eso le proporcionaba tranquilidad y una sensación de confort. Cada momento a su lado lo llenaba de sonrisas, afecto y ganas de disfrutar juntas al máximo.

La última cita de Kaithlyne en el hospital, fue a principios del mes de abril, ella ya no quería estar sentada, al parecer le dolía todo el cuerpo, su respiración era fuerte, la atención ese día fue muy demorada, converse con la auxiliar que asistía en ese momento al oncólogo, explicándole que la niña tenía mucho dolor, logramos que la pasaran, cuando el médico la vio se alarmo, la situación era critica, decidió colocar un medicamento que era la última opción, esperando que su cuerpo reaccionara.

Ese día, por primera vez en mi vida, ingresaba a la sala de quimioterapia de ese hospital, mi corazón se rompió en pedacitos al ver tantos pacientes, siempre veía a las personas en la sala de espera, había escuchado lo demorado que era, los pacientes tenían que esperar muchas horas y luego pasar tiempo conectados a una máquina que le proporcionaba la quimioterapia, adentro estaba llenísimo, sentaron a Kaithlyne en una silla, una enfermera se acercó amablemente y nos explicó que tenían que canalizarla para colocar el tratamiento, le conté que ella tenía catéter, pero con varios meses sin utilizarlo, la enfermera se lo revisó y es allí donde se percata que estaba obstruido por coágulos, me preguntó si lo limpiaban con frecuencia, le dije que no, me explicó que debía limpiarse periódicamente para evitar infecciones en la sangre y que era un milagro que no hubiera sucedido.

Decidió limpiarlo, Kaithlyne se quejaba en silencio que le dolía, se me salieron las lágrimas al verla gemir, le introdujo una aguja enorme, una parte de mí no quería ver, pero el instinto materno me decía que observara para asegurarme de lo que hacía la enfermera, saque fuerzas para ver toda la situación tan dolorosa para mi niña.

Ella debía estar conectada a esa máquina por tres horas, hasta colocar todo el medicamento, logró dormirse por lapsos, pero cuando despertaba me señalaba que deseaba irse a casa, estaba agotada, eran más de las cuatro de la tarde y estábamos en el hospital desde la madrugada.

Logramos terminar el tratamiento, llegamos a casa de mis padres, la acostamos en la cama de mi mamá para que descansara, se notaba endeble y fatigada, el medicamento era invasivo, mi mamá fue al cuarto a verificar si continuaba dormida, cuando se acerca nota su rostro, cuello y cabeza con escarcha, esto había acontecido en dos ocasiones anteriores cuando estuvo hospitalizada. Era literalmente escarcha, no se podía quitar, tenía un brillo distinto y especial. La verdad desconozco su significado, pero fueron tres ocasiones en que sucedió y lo apreciamos.

Raúl (amigo)

La escarcha es la sonrisa de alguien que sufre, alguien que a pesar de su sufrimiento puede reflejar una actitud de amor.

Se necesita un fondo oscuro y un haz de luz para que la escarcha brille.

Como Kaithlyne dormía en mi cama, mi esposo e hijo decidieron dormir en colchas en el suelo, no querían separarse de nosotras. Unidos como familia ante un proceso lastimoso y agotador, solo estaba la elección de continuar confiando en el Señor. De algo si estoy segura y es de lo bueno y grande que es contar en momentos de tempestad con Dios, las cosas son más llevaderas, yo no sé qué hubiera pasado si Dios no estuviera.

Nuestra fe, paciencia, y amor, crecían para con Kaithlyne, los lazos familiares se hacían cada vez más resistentes; pero la realidad era que nada estaba bien, su ojo derecho empezó a desviarse, su expresión facial cambió, la boca se le torció totalmente, ya no se podía levantar, solo estaba acostada, iniciaron las dificultades para comer, pedía comida, pero al comer se ahogaba hasta con el agua, había que hacerle todo picado o majado, dárselo poco a poco para evitar una obstrucción y que se ahogara con la comida.

Los dolores de cabeza más presente que nunca, era espantoso, deseaba tener en ese momento una varita mágica y cambiar todo, empiezas a realizar oraciones diferentes, tu humillación llega al punto límite, no sabes que hacer, pero la única opción que no tienes es rendirte. Y aunque en ese momento sentía que la barca se hundía, también sabía que Dios estaba en control, su presencia era notoria; solo con ver a Kaithlyne luchar por su vida, era motivo de seguir con pasos firmes.

El domingo 21 de abril del 2019 realizamos nuestro culto familiar, lo hacíamos todas las noches, ese día me toco despedir la reunión en oración, en la misma imploraba a Dios por un milagro para Kaithlyne, confesando con fe que se levantará. Cuando culminé la oración me dice Yoni… *Nena debes comprender que la voluntad de Dios es grande, su decisión puede ser que Kaithlyne viva o muera,* eso descendió como un balde de agua fría, me desagradó, le conteste, hay que tener fe; decidimos salir de la habitación para no argumentar frente a la niña, el me plantea su verdad y yo refutaba la mía, no llegamos a ningún acuerdo, culminamos el altercado y nos fuimos a la cama, esa noche no podía dormir, reflexionaba en las palabras de Yoni, le preguntaba a Dios, ¿Yoni está en lo correcto? házmelo sentir, que si Kaithlyne iba a morir me diera paz y consuelo, porque era severo de aceptar. La mañana siguiente amanecí más calmada, resuelta aceptar la voluntad de Dios, aun cuando la decisión fuere difícil para nuestra familia.

A Kaithlyne se le escuchaba la respiración fuerte, era señal que el panorama no era alentador, con más frecuencia nos indicaba que le dolía la cabeza, y consigo las dosis de morfina, un medicamento que para mí era dificultoso de aplicar.

11

Últimos días

Mi niña estaba hermosa, su expresión era como si estuviera dormida, así se fue mi princesa al cielo en una atmósfera de paz.

Miércoles, fue imposible descansar lo necesario, entre el ruido de la respiración fuerte de Kaithlyne y el tener que moverla en diferentes formas cada cierto tiempo, el meditar en que ella sentía mucho dolor y desesperación, me tenia exhausta. Esa mañana la note decaída, pero tenía que salir a laborar; continuamente le chateaba a mi hermano para preguntar cómo estaba la niña, las primeras horas de la mañana dormida, a los minutos llame, estaba vez me indico que con dolor, le pedí me hiciera un video para poder verla, en el video noto que estaba muy débil, salí del trabajo rápidamente a casa, ya que estaba a 5 minutos, le pregunto a Kaithlyne si se siente mal. Asintió con la cabeza. "¿Quieres que te llevemos al hospital?" Nuevamente me dijo que sí, su respuesta fue determinante para saber que se sentía muy mal, cada vez que yo le decía te llevo al hospital, ella movía su cabecita rápidamente de un lado para otro, con un rotundo "no", para ella era sinónimo de hospitalización y no quería, ese día sin dudarlo me dijo "sí".

Con dificultad logre cambiarle la ropa, llevarla al carro fue toda una odisea, mi papá, mi hermano y un tío, y aun así no podían por su peso y la flacidez del cuerpo; gemía mucho del dolor, al salir a la terraza me impresiono ver al perro de la casa, "*Peluche*" como se arrimó a ella y empezó a llorar con desespero, de inmediato entendí que Kaithlyne se nos iba, en ninguna de las ocasiones previas en que llevamos a la niña al hospital, hizo algo así.

Mi hermano nos llevó al hospital, en el camino Kaithlyne empezó a producir sonidos roncos muy fuertes, por lapsos de tiempo sentía que se quedaba sin aire, le decía a mi hermano que condujera rápido que no estaba respirando, por mi mente pasaba que no llegaríamos al hospital; entre tanta agonía por fin llegamos a urgencias, enseguida la atendieron.

El médico que la examinó me llamó a parte y me dijo: "*La niña se nos va*". Lo miré y guardé silencio. Me tocó el hombro y dijo: "*Señora, ¿escuchó lo que le dije?*". Nuevamente le respondí que sí, quizás aguardaba mi reacción con gritos, llantos, desmayo, agobio, etc. Estaba tan acostumbrada a escuchar desde el día cero malas noticias de parte de los médicos que no les creía. Sabía que la decisión estaba en las manos de Dios. El médico continuó diciendo que la iba a dejar en el hospital, porque le quedaban horas de vida, que por favor esperara afuera.

Le di un beso en la frente a mi niña, le dije "Te amo mucho, mi princesita hermosa", con la incertidumbre de saber si era la última vez que la vería con vida; al salir mi hermano me esperaba y le conté todo lo que el médico me señaló; llamé por teléfono a Cecilia, ya que labora en ese hospital, le expliqué la situación, noté cuando entró al cuarto de urgencias, tenía mi cabeza abajo orando, pero mi petición ya no era la misma, le suplicaba al Señor que no le permitiera sufrir.

Reggie me dijo que venía Cecilia y no traía buena cara. Al salir yo no la dejo ni llegar y le digo: "Dime la verdad, por favor, no me ocultes nada". Ella me dijo: "*Se nos va*". En ese momento fue que reaccioné y me puse a llorar de la impotencia, me estaban diciendo que mi niña, mi princesita, no estaría más con nosotros, cómo le dices a tu corazón que asimile esa información, sentía que me quedaba sin respiración, que el alma se me iba, Dios me sostenía de pie. Cecilia me dijo: *"Ven conmigo a gestionar los papeles para que ingrese a sala, no quiero que muera en urgencias"*.

Nos movimos pronto por el hospital, Cecilia logró que la niña pasara a una habitación, los médicos indicaron que debía morir en las próximas horas, la respiración de Kaithlyne era tan fuerte que se escuchaba hasta en los pasillos, notaba que a pesar de la agonía estaba consciente, le cantaba, oraba, pero con el temor de que podía morir ese día. Llegaban los médicos, pero no decían mucho, le colocaban medicamentos, pero el cuadro era el mismo.

Reggie (tío)

Recuerdo que esa semana el aire no le llegaba, pero aun así estaba estable casi todo el día. Su cita era en 2 o 3 días y estábamos esperando para decirle al médico sus nuevos síntomas, yo la veía muy mal, pero decidimos esperar.

Cuando faltaba 1 día, si mal no recuerdo para ir al médico, llego a cuidar a mi sobrina como todos los días y la veo mucho peor, súper angustiada y me entra una gran inquietud y me acuesto con ella, la abrazo y esto no estaba funcionando; ella no hablaba y no podía decirnos nada, ya había perdido hasta la movilidad de la boca, todo era líquido lo que podía comer.

Me senté y la miré fijo a los ojos y le pregunté: "Mami, ¿quieres que te llevé al hospital?". Entre un quejido me trató de decir algo, yo interpreté que me decía "sí". Tomé la decisión de llamar a mi hermana y lo primero que le dije fue: "Tenemos que llevarla al hospital de inmediato".

Para ese entonces mi papá ya tenía la espalda afectada. Llamamos a un tío para que nos ayudara, entre los tres logramos subirla a mi carro. Salimos, mi hermana y yo, rumbo al hospital, al llegar tuve que bajarla y ponerla en silla de rueda y cuando las personas veían a mi sobrina, sus rostros eran de asombro, por ver lo acabada que se veía, recuerdo entrar al hospital y ver cómo los médicos al verla la atendieron rápidamente solo con ver su estado.

Tengo en mi mente una de las imágenes más tristes que he visto en mi vida, al entrar por urgencias pude ver muchas personas en los pasillos muy enfermas, conectados a aparatos, en estado muy crítico. De una vez se llevaron a mi sobrina, tenía que ir a mover el carro, salí de ese lugar destruido y solo me puse a llorar en el carro de lo asombrado que estaba de haber tenido esa imagen.

Después regresé a urgencia y mi hermana me dijo que Sachal estaba muy mal.

Pasaron ciertos días en el hospital, yo la verdad no quería ir y ver a mi sobrina en esas condiciones, pero me llenaba de fuerzas e iba a las visitas.

No recuerdo cuántas semanas estuvo antes de su muerte en el hospital, pero yo me quedaba en casa de mi novia esperando a que mi hermana saliera para pasar a recogerla y llevarla a casa mientras mi cuñado, o mi madre, se quedaba en la noche.

A veces dormía en casa de mi novia y me levantaba a las 6:00 de la mañana para recoger a mi mamá que hacía el turno madrugador y llevarla a su trabajo.

Pasaban los días y Kaithlyne seguía luchando por su vida, a los médicos le extrañaban que, al hablarle, ella los miraba, estaba consciente, a pesar de su dificultad para respirar.

El domingo 28 de abril mi hijo Adriel se bautizaba en la iglesia, a pesar de todo lo que vivíamos con Kaithlyne, su padre y yo decidimos estar en ese momento especial con él, Kaithlyne quedó bajo el cuidado de Belkis, una prima; fuimos al bautismo y decidimos ir a la escuela dominical en la iglesia, ese día hasta canté, fue un aliciente para mí.

El martes Kaithlyne se puso malita en horas de la tarde. Cecilia me dijo que me habían otorgado un permiso para que ambos padres quedáramos con ella esa noche. Yoni fue al carro a buscar su guitarra, empezamos a orar y a cantarle con todo nuestro corazón, por mi mente pasaba el hecho de que quizás era el último día que le cantaba.

Cuán difícil es para un familiar despedirse de un pariente anciano, pero a la vez está el pensar de que esa persona vivió y es tiempo que descanse, pero nuestro caso era totalmente diferente, una niña de 15 años, con un futuro prometedor, que nunca sufrió de nada, y que de repente llegue esta enfermedad y te la esté arrebatando de las manos, con la impotencia de no poder hacer nada. Es allí cuando meditamos que no somos nada, que se cumple lo que dice en **Salmos 31:15: "En tu mano están mis tiempos". (RVR)**

Felicia (abuela)

Esa semana la cuidamos con mucho amor, un día cuidándola oraba al Señor, y me da una nueva palabra "el valle de los huesos secos" Ezequiel 37 que nos habla de un valle de muertos. En ese momento Kaithlyne en el hospital con un diagnóstico que indicaba un tiempo de vida, pero a la vez saber que Dios es poderoso, que sana y que no hay nada imposible para él. El pasaje bíblico continúa relatando que el profeta recibió la orden de hablarle a esos huesos secos para que tuvieran vida.

Le pido a Dios una aclaración, cual de los dos episodios se cumplirá en mi niña, la vida o la muerte.

El miércoles 1 mayo Kaithlyne presentó mejoría en su respiración, el ruido ya no estaba, pero a la vez veía en ella agotamiento, ese día recibió muchas visitas, de familiares y amigos, quizás porque era un día libre; se le hizo una reunión de alabanza y adoración, ella observaba todo lo que pasaba. Ese día la visita una amiga de la fundación, Kaithlyne al verla lagrimas salieron de sus ojos, la niña le hablaba y le decía que no se preocupara, que se iba a levantar y que pronto tocarían juntas en la fundación, fue una escena tan conmovedora, pero a la vez llegue a la conclusión de que Kaithlyne estaba clara, no había perdido la conciencia.

Los médicos habían decidido realizarle una gastrostomía (sonda plástica y suave que se introduce en el estómago) el 2 de mayo, ya que ellos pensaban que Kaithlyne iba a morir mucho antes, pero no fue así; ya habían pasado muchos días y ella no había recibido alimentos.

Esa noche se quedó mi mamá en el hospital para que yo viniese a casa a descansar y regresara en la madrugada para la intervención; yo realmente estaba muy preocupada por la operación que le iban a realizar, los médicos me habían explicado, pero aun así me inquietaba. Empecé a buscar en internet videos de dicha operación.

Le chateo a mi mamá como a las 8:30 de la noche para saber cómo estaba Kaithlyne, ella me dice que la presión la tenía un poco alta, pero que las enfermeras la estaban monitoreando, tiempo después le chateo nuevamente y me dice que la niña tiene fiebre y la presión no le baja, le dije que iba para el hospital, mi mamá me responde que no me inquiete, el desespero me lleva a chatearle a Cecilia para explicarle lo que está pasando. Ella me dijo que se iba a comunicar con el hospital, mi madre seguía dándome los pormenores por celular, le realizaron exámenes y todo por esa parte estaba bien.

Nuevamente llamé a mi mamá y me indica que la presión se había normalizado, y que le colocaron hielo para bajar la fiebre, que no me preocupara. Más tarde me indicó que la fiebre cedió y Kaithlyne logró dormir.

Seguí viendo videos sobre la operación, pero el último que observé al concluir se pasó a una enseñanza de un pastor que me gusta mucho escuchar por internet, y el tema era "La voluntad de Dios". Atendí al mensaje de más de una hora, comprendí muchas cosas, sabía que era un trato directo en ese instante de Dios para con mi vida, mi intelecto se abrió; pasada la 1:00 de la mañana empecé hablar con Dios, a darle gracias por todo, por los momentos buenos y malos, le dije: "Señor en esta ocasión no voy a pelear contigo" (la verdad hoy me pregunto porque me exprese de esa manera), continúe diciendo: "No te voy a pedir nada, solo quiero que se haga tu voluntad".

"Porque mejor es que padezcáis haciendo el bien, si la voluntad de Dios así lo quiere, que haciendo el mal". 1 Pedro 3:17. (RVR)

En ese instante sentí que algo dentro de mi interior se quebró, era una sensación de respiro y liberación; me quedé acostada tratando de dormir, pero me era imposible.

Fue así como esa madrugada del 2 de mayo del 2019, recibí la noticia que **marcó** mi vida para siempre, mi niña, mi princesa hermosa había fallecido y estaba en los brazos del Señor Jesús.

Estando en la habitación del hospital con el cuerpo de mi niña llega Yoni, fue otra escena muy fuerte, todos en la habitación desconsolados, complicado de aceptar, pero se había ido la Princesa de la casa.

Yoni

Cuando escuche al suegro decirme Sachal murió, me sentí como en una habitación solo, sentí que mi espíritu estaba vacío, vinieron en ese instante como ráfaga todos los recuerdos de su infancia y adolescencia, saber que mi cholita ya no estaría conmigo, no sé cómo maneje el auto hasta el hospital, mi corazón latía a mil.

Me estacione y mi mente estaba en blanco, caminaba y solo decía mil gracias, mil gracias, cuando llegue a la habitación y vi a mi Princesita sin vida, mi corazón se rompió en pedazos, le decía en secreto a Dios que me hubiera llevado a mí, y no a ella, pero los misterios de Dios son así, lloraba y le seguía diciendo a Dios, gracias…

Por un instante reflexioné en lo difícil que fue para mi madre tener que ver morir a su nieta en el mismo hospital donde falleció su hija de tan solo 4 añitos muchos años atrás, se repetía otra vez la historia; pero a la vez pensaba en que Dios lo conoce todo, él sabía que yo no estaba preparada para ese momento, contestó mi petición, yo había manifestado en mis oraciones que no podía, que si lo permitía tenía que darme las fuerzas.

El espacio de vida a muerte para el cristiano es crucial, hasta el último instante el enemigo está presente, como lo hizo con el cuerpo de Moisés en Judas 1:9: **"Pero cuando el arcángel Miguel contendía con el diablo, disputando con él por el cuerpo de Moisés". (RVR)**

Le pregunte a mi madre si mi niña sufrió, que me contara los detalles.

Felicia (abuela)

La última noche con Kaithlyne, sus padres pasaron más de la hora de visita con ella, se despidieron con mucho dolor, quedé yo, con mi niña e inicié a interceder y a orar; ella estaba más tranquila en su respiración, pero igual tenía el respirador, canté y le dije al Señor: "Hoy es el día, mi Dios, hoy es el día". En mi espíritu sentía que sería una noche de batalla.

Nunca, pero, nunca deje de orar, cantar y leer la biblia, esa noche le dije: "Señor, fueron 3 palabras que me distes: en Job me dijiste 'vivirá', en Marcos me dijiste 'Talita Cumi', y ahora me has dicho en Ezequiel 'que hay un valle de huesos secos'". Oré como nunca, solo Dios y su Espíritu Santo saben las melodías que canté en lenguas y repetía "Hoy es el día" y la ministraba para vivir "vida" sin entender que era una preparación para entrar a la presencia del Señor.

Voy a hacer un alto. Tuve un sueño cuando Kaithlyne salió del hospital pediátrico. Soñé que hicimos un viaje en familia y no sé por qué causa salimos y no pagamos el hotel. Yo regresé y no había nadie que me atendiera, cuando caminé vi en el hotel una escalera muy larga y vi a un hombre trabajando, al subir la escalera le hablé y cuando él levantó la cabeza, se trataba de uno de los hombres más ricos de Panamá y le pregunté: "¿Qué debo hacer para cancelar?". Pero él no me habló, subo las escaleras y al llegar a un pasillo, veo un grupo de trabajadores del hotel, les hablo, pero no me contestan, veo una ventana de una habitación sin vidrio, entro por allí, no encontré a nadie, decido salir y al pasar la ventana, alzo la cabeza y allí estaba Kaithlyne de pie, vestida con su uniforme de la banda de música de su colegio. Le pregunté si estaba bien. Estaba hermosa, me mostraba un vestido blanco que yo tengo con aplicaciones en mola. Desperté y le pregunté a Dios que significaba el sueño: "¿Te vas a llevar a Kaithlyne o me vas a llevar a mí?".

Pregunté nuevamente a Dios qué significaba este sueño, una noche el Señor me habló y me dijo: "Ese hombre poderoso que viste me representa a mí, que estoy obrando y es una etapa, los trabajadores son una segunda etapa en este proceso y yo estoy obrando". Le pregunté que significaba la última parte y el Señor guardó silencio.

Esa noche que mi niña estaba malita, el Señor me dijo: "Esta hora fue la que te mostré en el sueño". Al instante vi cuando mi niña suspiró tan fuerte y se fue. Le dije: "Señor, ¿te la llevaste? Te llevaste a Kaithlyne".

Era el amanecer a las 3:00 de la mañana, corrí a la estación de enfermería, solo había una enfermera, ella vino, la examinó, no me dijo nada, salió y regresó acompañada de un médico, el cual me dijo que se había ido. Inmediatamente llamé a mi esposo y le dije que se fue Kaithlyne, llamé a mi hijo y llegó con Ana. Más tarde llegó mi hija con su esposo.

Mi niña estaba hermosa, su expresión como dormida, así se fue mi niña al cielo en una atmosfera de paz, nunca olvidaré la adoración sublime que entoné momentos antes de su partida, música que nunca había entonado, era como si el lugar y la atmósfera estuvieran rodeadas de ángeles.

Solo puedo decir: "Gracias, Dios, por el tiempo que nos prestaste a Kaithlyne, sé que en Gloria te veré, nos reuniremos en las bodas del cordero y no habrá más llanto, ni más dolor, porque las primeras cosas habrán pasado".

Solo me resta decir: "Gracias, Dios, te amo y te amaré siempre, porque tú me amaste primero. ¡Maranata!"

Minutos más tarde llegaron Malorie y Gabriel, el personal médico entra y nos pregunta si algún familiar más llegara, le contestamos que no, nos explicaron que debían preparar el cuerpo para llevarlo a la morgue; nos quedamos fuera de la habitación hasta que la sacaran.

Reggie (tío)

Uno de los turnos en que mi mamá estaba cuidando a Sachal, recibí una llamada a las 3:00 de la mañana. Supe de Inmediato que mi sobrina había muerto. Antes de contestar el teléfono ya sabía lo que había pasado, contesté y escuché la voz de mi mamá que apenas podía decir las palabras. Con una tristeza muy grande, me dijo: "Se nos fue Sachal". Solo le pregunté si había llamado a Dailys. Me dijo no y colgó. Inmediato desperté a mi novia y le dije que teníamos que irnos, ella se vistió en segundos y salimos. No lloré al recibir la noticia, me invadió una tristeza y a la vez paz, pues mi sobrina estaba sufriendo demasiado. Esa semana la iban a abrir nuevamente para ponerle un tubo y los mismos médicos decían que era algo muy doloroso. Llegamos al hospital, fui la primera persona en llegar, lloramos junto a mi madre. A los minutos llega mi hermana totalmente devastada junto a su esposo. Pude ver como mi hermana no tenía fuerzas para entrar a la habitación y ver que su hija se había ido. No puedo imaginar el dolor que pudo haber sentido en esos momentos.

Poco a poco, como familia, hemos ido entendiendo los planes de Dios en nuestras vidas y aún recordamos a nuestra sobrina Sachal con mucho amor todos los días y la seguiremos llevando en nuestras mentes por siempre, hasta que Dios nos reencuentre nuevamente. Dios tiene planes con cada uno de nosotros, y él hace su voluntad como quiere y cuando quiere. Respetamos su mandato y le damos gracias por todo lo que hace por nosotros todos los días.

Retornamos a casa, donde nos esperaba mi papá afligido por lo sucedido, su única nieta, princesa, consentida, ahora quien le iba a decir con un tono de regaño ¡Abue! Por otro lado, mi hijo que solo lloraba, no pronunciaba palabra, se había ido su hermanita, su compañera, maestra a pesar de que solo se llevaban un año, ella siempre fue su modelo a seguir, por ser prudente en muchas cosas; paso de ser hermano, a hijo único, al ver el peluche *"Bolita"* me pidió que no lo lavara, porque tenía el olor de su moronguita "Kaithlyne" y quería recordar su olor para siempre.

Entre a la casa de mi mamá, me acosté en un sillón, lloraba con un dolor inexplicable, pero a la vez era extraño porque sentía paz, no sentía apetito, solo las ganas de creer que estaba soñando y que en algún momento tenía que despertar de esa pesadilla.

El Apóstol Pablo cita en Filipenses 1:21 **"Porque para mí el vivir es Cristo, y el morir es ganancia". (RVR).** Pero cuán difícil es para el ser humano aceptar la separación física, somos conscientes que todos en algún momento de nuestra vida llegara el día de la muerte, como hijos de Dios sabemos que no somos de este mundo, que nuestra ciudadanía está en los cielos.

"Mas nuestra ciudadanía está en los cielos, de donde también esperamos al Salvador, al Señor Jesucristo". Filipenses 3:20. (RVR)

Aun teniendo conocimiento de todo esto, se nos hace difícil de aceptar. Allí acostada meditaba en que si desde pequeños nos internalizan con fervor que la muerte es el camino a la vida eterna y **Estimada es a los ojos de Jehová la muerte de sus santos como lo dice Salmos 116:15. (RVR)**

Creo que todos desearan que llegara ese momento, pero la verdad es que nadie desea que llegue, hay temor y sufrimiento en solo pensarlo, y en muchos casos es indicativo de que no están seguros hacia dónde van después de la muerte.

Recuerdo a un tío, que cada vez que escuchaba a alguien hablar de la muerte, temblaba y ordenaba cambiar el tema, afirmaba que sentía miedo al pensar que podía morir, él empezó a congregarse en una iglesia y sus pensamientos empezaron a cambiar, porque abrazó su destino. En el sepelio de mi abuela paterna cante, él se acerca y me dice, cuando yo muera quiero que tú me cantes y si no lo haces me dice en tono de broma te halo la pata. Yo solté la carcajada y le respondí, Señor deje de pensar en esas cosas, que usted no se va morir aún.

Mi deber fue cumplir con su deseo y cantar en su sepelio, que fue un mes después al de mi abuela, era como si conociera que iba a morir, pero todo cambio cuando Cristo entro a su vida y causo un gran impacto, se fue el temor, porque el perfecto amor echa fuera el temor.

"En el amor no hay temor, sino que el perfecto amor echa fuera el temor; porque el temor lleva en sí castigo. De donde el que teme, no ha sido perfeccionado en el amor". 1 Juan 4:18. (RVR)

Minutos más tarde mi esposo me dice Nena, tienes que levantarte, tenemos que hacer los trámites del sepelio, yo no tenía fuerza, pero no era una opción, fui a mi casa, entre al baño, dejé caer mucha agua sobre mi cabeza, porque sentía que me iba a estallar.

Estuvimos de aquí para allá, todo el día, pero logramos hacer todos los trámites, recuerdo que caminé tanto que llegó un punto en que me detuve, empecé a tratar de respirar con normalidad, pero no lo podía hacer, le dije a Yoni: "Déjame descansar". Sentía mis pies pesados, al igual que un vacío enorme en mi corazón. El Señor de la funeraria que nos acompañaba en el papeleo, me preguntó: "*¿Qué es usted de la niña?*". Le respondí que la mamá, sus ojos de asombro lo dijeron todo, me dijo: "*Vamos a tomarlo con calma, respire profundo y cuando esté lista, avanzamos*". Una cosa que sí admiro de mi esposo es su fortaleza, él hizo reconocimiento del cadáver en varias ocasiones, yo no tenía el valor, sentía que si lo hacía me iba a desmayar.

El día viernes salimos en busca de un vestido blanco para Kaithlyne, ¿por qué ese color? En el momento yo misma no sabía porque deseaba vestir a mi hija en su despedida con ese color, ya que a Kaithlyne le gustaba mucho el rosado.

Fuimos a un centro comercial y empezamos a buscar tienda por tienda y no encontramos un vestido de color blanco, llegamos a un almacén y tampoco vimos nada, por curiosidad le pregunte a una vendedora si contaban con vestidos blancos, ella me dice hay un estante de oferta que tiene un vestido blanco, ella nos lleva y allí estaba el vestido sencillo, blanco, con mangas largas, y súper económico.

La verdad, estaba dispuesta a gastar lo que fuera necesario, dentro de mi sentía que era la última compra para mi niña, a ella le encantaba ir de compras, siempre decía *ya no tengo, me hace falta, lo necesito para...* con tal de que le comprara algo, pero Dios me enseño que eso se trataba de vanidad, como lo dice en **Eclesiastés 1:2 "Vanidad de vanidades, dijo el Predicador; vanidad de vanidades, todo es vanidad". (RVR)**

Eso no era relevante, ella ya no estaba, solo era su cuerpo, lo importante era su alma y estaba con el Señor.

Al pasar los días, yo aún tenía la inquietud, me preguntaba interiormente porque había escogido el color blanco, no encontraba un porque, le hice el comentario a mi mamá, pero tampoco había notado el detalle de las mangas largas, días después mi mamá me comenta que leyendo la biblia encontró un versículo que relata que las princesas vírgenes vestían túnicas de mangas largas.

"Tamar llevaba un vestido de manga larga, porque así vestían con túnicas las hijas vírgenes del rey". 2 Samuel 13:18. (Biblia de las Américas 1986) LBLA

El color blanco o vestiduras blancas en el mundo espiritual cuando se relaciona con Cristo y su pueblo denota santidad, dignidad, carácter y pureza, en el libro de Apocalipsis este es el color que resalta más para representar los atributos de Dios.

El verdadero vencedor por supuesto es aquel que triunfa por la Sangre de Cristo, que anda con Jesús, que vence el pecado y al morir físicamente es merecedor de vestiduras blancas.

"Y andarán conmigo en vestiduras blancas, porque son dignas. El que venciere será vestido de vestiduras blancas; y no borrare su nombre del libro de la vida, y confesare su nombre delante de mi Padre, y delante de sus ángeles". Apocalipsis 3:4-5. (RVR)

Todas las noches llegaban muchas personas a la casa, eso evidencia el afecto que le tienen a mi familia.

12

Despedida

Las despedidas son parte de la vida del hombre, nunca son dulces, llevan una sensación de nostalgia y tristeza.

Debido al amor y momentos que pase con Kaithlyne, era normal tener sentimientos intensos de dolor frente a la idea de despedirla, las despedidas son parte de la vida del hombre, pero nunca son dulces, llevan una sensación de nostalgia y tristeza difícil de explicar. Era un momento complicado, pero se debía afrontar. Llegó el sábado 4 de mayo día del sepelio, salieron de casa temprano mi madre, Yoni y Malorie a la funeraria para vestir por última vez a Kaithlyne, yo no tenía la fuerza para hacerlo.

Yoni

> *Al llegar a la funeraria y ver a mi hija, le dije al especialista que yo quería vestirla, ya que era la última vez que tendría contacto con ella. La bañé, la vestí y la maquillé, parecía que iba a una boda, medité en que la atavié para Dios, estaba muy linda mi princesita. Me entristecí porque como padre yo deseaba muchos años a su lado, pero Dios me concedió 15 años.*

Me quede en casa con mi hijo, le digo arréglate porque vamos al funeral, me respondió *"llegó el día que nunca quería que llegara"* se me partió el alma en pedacitos, él había guardado silencio todos esos días, se me hizo un nudo en la garganta, no logré contestarle nada, lágrimas salieron de mis ojos de la impotencia.

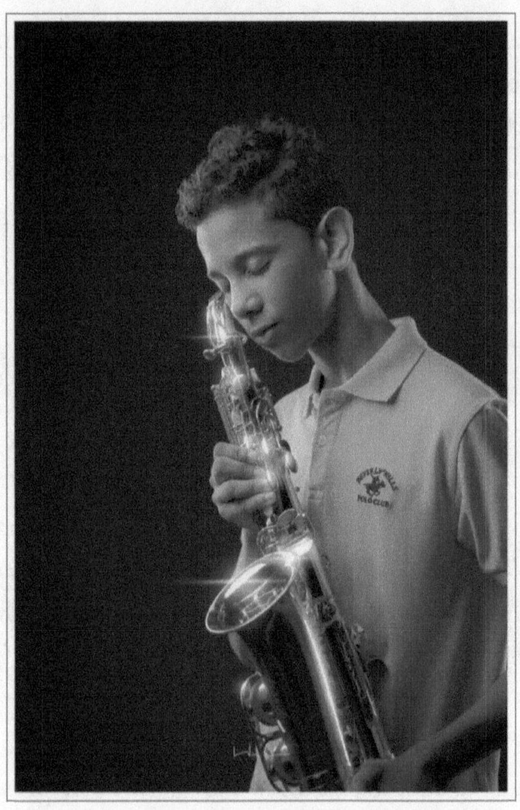

Traté de arreglarme lo más que pude a pesar del desánimo y tristeza, mi esposo me había pedido como un favor especial, estar linda para despedir a nuestra Princesa. En las dos ocasiones que Kaithlyne estuvo hospitalizada, ella no permitía que nadie la cuidara desaliñado, todos tenían que estar presentables, en el caso de las mujeres peinadas y maquilladas, cosa que yo, no cumplía, pero trataba de hacerlo para no verla enojada, ella observaba todos esos detalles, en una ocasión al llegar al hospital me regañó y me preguntó *¿Por qué vienes así? yo no me he muerto.* Yo me reí y en tono enojado dijo *no te burles, no me gusta verte así.*

Por tal razón su papá deseaba que cumpliera con sus deseos. Estando aun en casa, yo no decía nada a los que me acompañaban, pero una parte de mí no deseaba ir al sepelio, me negaba a despedirla, tenía mucho miedo de mi reacción al verla una vez más sin aliento de vida, no era cómodo nada en ese momento, pero guardaba silencio. A la vez comprendía que tenía que enfrentar mis miedos a pesar que mi cuerpo y emociones no me acompañaban, solo me repetía a mí misma una y otra vez, Dios es mi fuerza.

Llegue a la iglesia acompañada de mi hijo Adriel, al ver el ataúd se desplomó, empezó a llorar desconsolado, llegó el momento crítico para él, lo que nunca quería que llegara. La iglesia empezó a llenarse de manera asombrosa, yo no había visto jamás un sepelio con tantas personas; logramos, con la ayuda de amigos y familiares, tener música especial, era lo que a ella le gustaba. Cuando aún estaba en casa luchaba conmigo misma en si debía cantar o no, a Kaithlyne le gustaba escucharme y cantar conmigo, pero nuevamente todo redundaba en las fuerzas, pero me dije a mí misma: "Es la última vez que lo harás estando su cuerpo presente". Con la ayuda de Dios, logré hacerlo.

Yoni, en sus palabras de agradecimiento, aconsejó a los padres presentes en el valor y privilegio de amar a los hijos, en dedicar calidad de tiempo, fue conmovedor ese momento, palabras de lo profundo de su corazón.

Un año después de la muerte de mi hija, conversando con una amiga, me comenta que su esposo y su hija la acompañaron al sepelio, su esposo era poco afectivo con su niña, pero cuando escucho a Yoni hablar en el sepelio lloró y abrazo a su hija, desde ese momento su postura cambio, esas palabras **marcaron** un antes y después en su relación de padre e hija.

Mientras el pastor exponía el mensaje de la palabra, aunque suene loco, en mi mente pedía a Dios que hiciera un milagro, que Kaithlyne resucitara, miraba el ataúd fijamente esperando que sucediera. En mi profundo dolor, aún tenía las esperanzas que mi princesa viviera, es un proceso que toma tiempo de aceptar.

En mi vida he experimentado la separación física de mi hermana, abuelos, tíos, primos, amigos, pero cuando sucedió lo de mi hija es inexplicable, por lógica humana los hijos deben ver partir de este mundo a sus padres, pero hoy podemos ver que no es así, evidencia que debemos estar preparados para irnos con Cristo, no importa la edad, la muerte nos puede llegar en cualquier momento.

Cuando llegó el momento de ver el cuerpo de Kaithlyne por última vez, fue cuando observé la gran cantidad de personas especiales que se encontraban en ese lugar, familia, amigos, hermanos en Cristo, amigas de la universidad, maestros, profesores y compañeros de los diferentes colegios donde Kaithlyne estudio, dos grupos que representaron un hogar y familia para Kaithlyne (las niñas y madres de *ballet* y la Fundación Danilo Pérez) todos unidos para despedir a quien en vida fue una niña especial, hermosa, cariñosa, inteligente, guerrera, pero sobre todas las cosas con amor absoluto para Dios.

En estos momentos descubres lo fundamental de tener buenas relaciones, de ganarse el cariño de los que te rodean, y de amar al prójimo como a ti mismo.

Llegó mi turno de ver por última vez a mi Princesa, al ver su rostro, solo manifesté… mi niña, mi niña, mi niña, pero dentro de mi existía las ganas de gritar para que escuchara que era la mejor hija, que la amaba con todas las fuerzas de mi corazón, que fue poco el tiempo para disfrutarla, y que siempre pero siempre la iba a extrañar, pero era vasto el dolor, que solo lo pensaba, no brotaban palabras de mi boca.

Despedimos a Kaithlyne como lo merecía, quizás sin mucha opulencia, pero con todo nuestro corazón, con las personas que ella amaba y evidenciaron amarla a ella. Muchos notaron mi pasividad, algunos me juzgaron, otros comprendieron que mi corazón sentía paz, porque solo Cristo no las puede dar.

"La paz os dejo, mi paz os doy; no como el mundo la da, yo os la doy. No se turbe vuestro corazón, ni tenga miedo". Juan 14:27. (RVR)

13

Proceso de duelo

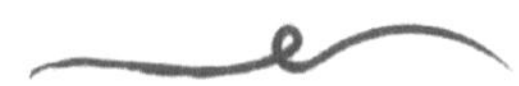

El dolor nos permite crecer en el carácter, en la capacidad de enfrentar la vida.

Los días trascurrieron, ya no había personas en casa como los primeros días en que Kaithlyne falleció, solo algunos familiares, su compañía fue consuelo porque la ausencia era más notoria.

No poder contemplarla, escucharle, intensifica el dolor, pero son procesos del duelo que tenemos que afrontar como familia. El recordar y hablar de los momentos vividos junto a ella, ver sus fotos, llorar, se vuelve cotidiano; tratar de aprender a vivir con ese vacío, porque somos conscientes que estará por un largo periodo. La muerte y el nacimiento forman parte del ciclo natural de los seres vivos y son las dos únicas certezas que tenemos en la vida.

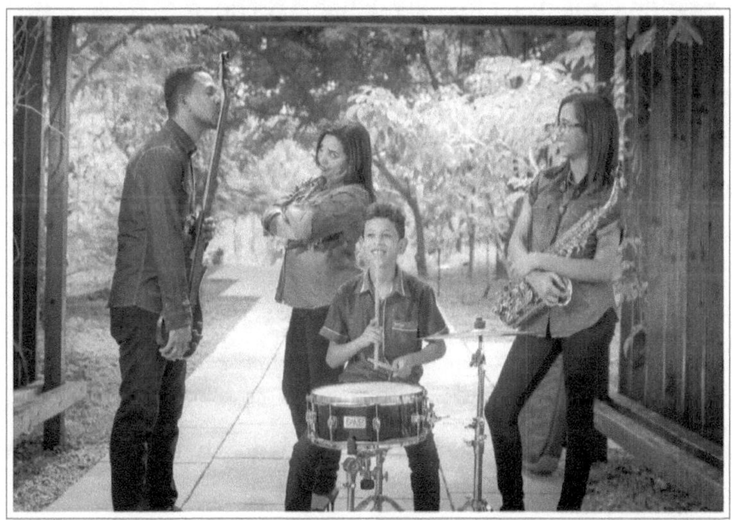

Son muchos los momentos del día en que pienso en mi hija, en mi humanidad busco respuestas del porque Kaithlyne se tuvo que ir ¿Por qué fue escogida? Recordé que en una ocasión Kaithlyne le pregunto a mi mamá, *si Dios es*

nuestro Padre y amigo, al orar ¿por qué muchos ponen una barrera? como si Dios está lejos, o ¿por qué lo hacen con tanta elocuencia? si debemos mantener una cercanía, mi mamá le contesto que ella tenía la razón y que podía orar como sintiera en su corazón y experimentar cosas hermosas en la presencia del Señor.

Una tarde iba a llevar una ropa a su habitación y me encuentro con la escena de Kaithlyne sentada en la cama hablando sola. Mi reacción fue decirle: "¿Estás loca, ¿qué haces hablando sola?". Ella me respondió: "*Estoy hablando con Dios, él está sentado frente a mí*". Me desconcertó, no supe que responder, salí sin decir nada; me senté en mi cama tratando de asimilar lo que me había dicho, más tarde le pedí que me explicara lo que estaba haciendo para lograr comprender. Ella me dijo: "*Orar es hablar con Dios, por eso cada vez que oro, yo invito a que Dios venga a mi habitación y se siente en mi cama para conversar*". Otra vez me dejó muda, me impactó su respuesta porque eran cosas que había escuchado de muchas personas, hasta experiencias sobrenaturales, pero Kaithlyne en ese momento solo tenía 10 años, nadie se las había enseñado o le dijo cómo hacerlas. Fue algo que nació en ella y lo practicaba regularmente. Hoy medito en esto y me pregunto a qué nivel de intimidad con Dios llegó ella, qué percibió y lo guardó en su corazón.

Unas semanas después del sepelio fui a la iglesia, aun no me sentía con ánimo, pero necesitaba respirar otro aire, volver a mi vida cotidiana, aunque sabía que sería complicado, me cuesta aprender a vivir sin mi niña. Un líder de la iglesia solicita conversar conmigo y me cuenta sobre unos proyectos que se iban a realizar en la iglesia y que involucra al ministerio de alabanza de la congregación que estaba a cargo de mi esposo y de mi persona, el líder habló tantas cosas que llegó un momento que no lo estaba escuchando, mi mente aún no estaba conectada con la realidad, me sentí por un instante abrumada, solo le dije que necesitaba un tiempo para poner mis pensamientos en orden, que por el momento no podía organizar nada.

Desde mi perspectiva percibí que no le agradó mi respuesta, le molestó. No era oportuno para mí involucrarme en ninguna actividad, aunque parece contradictorio. Muchos piensan que el estar ocupado o rodeado de muchas personas es lo que te va ayudar, y quizás en muchos casos puede que así sea, pero en el mío, solo necesitaba tiempo, espacio y de mi familia.

Esta persona me desconcertó, nunca lo espere, me pregunto: "*¿Tú no has pensado que la muerte de tu hija es un castigo de Dios?*". El mundo para mí se detuvo, mi cuerpo se paralizó, Sentí un frio de los pies a la cabeza, quedé muda. Fue como revivir escenas del libro de Job con sus amigos, donde ellos sugerían que Job no era puro, ni recto, ya que Dios no apareció para librarlo, le decían que si estaba en calamidad era porque había pecado, le echaron en cara la muerte de sus hijos, dándole a entender que los hijos merecían eso. Por tal razón Job representa las palabras de ellos como bocado de comida que fueron insatisfactorios, insípido y repugnante y eso fue lo que sentí en ese instante.

Solo le respondí a esta persona con un cuchillo clavado

en mi corazón que jamás le desearía que sintiera lo que yo estaba pasando en ese momento, que meditara… que, en vez de ser mi hija, hubiese sido su hija, un silencio total impero en la habitación por segundos. **Job 13:10 "Él os reprochará de seguro, si solapadamente hacéis acepción de personas". (RVR).** Los amigos de Job estaban actuando de manera imparcial. Job sabía que ellos nunca querrían ser tratados de la manera en que ellos lo estaban tratando, yo solo necesitaba de la empatía de ese líder.

Aun así, terminamos la conversación en tranquilidad, cosa que no comprendo cómo lo logré, ya que mi personalidad no es quedarme callada, me congelé, Dios no permitió que perdiera mi paz.

Me levante con todas las ganas de irme a mi casa, me sentía tan frustrada, dolida, aniquilada, camine hacia la puerta, pero algo evito que saliera del recinto; me quede toda la reunión con mi cabeza abajo llorando, quizás muchos pensaban que lloraba a mi hija, pero era por la situación tan penosa y dolorosa que acababa de pasar.

Al llegar a mi casa le cuento lo sucedido a mi madre, ella guardó silencio, pero mi preocupación mayor era contarle lo sucedido a mi esposo, ya que en lo personal no acostumbro a ocultar nada, evita el que tengamos secretos, y ese día se encontraba laborando. Al informarle, solo bajó la cabeza, lágrimas salieron de sus ojos, solo me dijo: "*No estuve allí para defenderte*". Los días pasaban y no podía sacar esto de mi mente, llegó un punto en que me incomodaba tanto que no podía mirar a esta persona. Una mañana me miré en el espejo y me dije: "No puedes continuar alojando enojo y resentimiento en tu corazón contra esta persona, no logras nada positivo". Empecé desde ese día a orar y ayunar enérgicamente, le suplicaba a Dios que me ayudara a perdonar y a sacar todo lo malo de mi corazón.

"El que perdona la ofensa cultiva el amor; el que insiste en la ofensa divide a los amigos". Proverbios 17:9. (Nueva versión Internacional) NVI

Asimilé que continúo en el proceso de Dios, que es parte de su tiempo perfecto, no es fácil, la sensación que experimentaba no era de gozo, pero el dolor nos permite crecer en el carácter, en la capacidad de enfrentar la vida. Estoy siendo refinada como la plata y probada como el oro, Dios tiene propósitos para nosotros.

Un domingo en la iglesia, en el servicio dominical, meditaba en que se acercaba el 12 de agosto, fecha en que nació Kaithlyne, en vida cumpliría 16 años, esto quiso entristecer mi corazón, pero en breve llegó a mi mente una idea, la misma consistía en invitar a jóvenes de mi barriada, a una cena en nuestra casa, el mismo día en que Kaithlyne cumpliría años, por varios días no lo compartí con nadie, empecé a orar a Dios para estar segura que provenía de él y no de mis emociones.

Al sentir la seguridad lo comenté con mi mamá y a ella le pareció una buena idea, ahora necesitaba contarle a mi esposo, le pedí a Dios que, si esto nació en su corazón, permitiera que Yoni me apoyara; al comunicarle me respondió perfecto, planea todo, fue una confirmación rápida. Ahora tenía que buscar la estrategia de invitar a estos jóvenes que en su gran mayoría tienen problemas sociales, seguimos orando al Señor en esa dirección, algunos de estos jóvenes pasaban frente a mí, pero sentía que no era el momento, hasta que llegó el día, entrando a mi casa uno de los jóvenes me saludó, lo llamé y le hice la invitación, fue emotivo al ver que bajó su cabeza, secó sus las lágrimas y simplemente dijo gracias y que nunca nadie los había tomado en cuenta y nuevamente dijo: "*Gracias, de verdad*".

Fue una experiencia que estremeció y **marcó** mi vida, me dejo una gran lección, me enseñó que muchas veces estamos metidos como en una burbuja, y no observamos las necesidades físicas y espirituales que hay a nuestro alrededor, tan cerca de nosotros.

Le solicito que me apoye en realizar una lista de los jóvenes que tenían a bien asistir; días después me facilitaron el listado con los nombres, mi alegría fue conocer que el listado tenía más de 30 jóvenes, como familia aceptamos el reto.

Llegó el 12 de agosto del 2019 y preparamos en casa de mi mamá una deliciosa cena, los jóvenes se presentaron con recelo, pero en sus rostros se percibía la satisfacción de ser partícipes. Nuestra prima Maribel nos brindó el apoyo, invité a mi amigo y hermano en Cristo, Julio, para que compartiera una enseñanza de la palabra de Dios, ellos atendieron con entusiasmo, cantamos y luego participamos en unión de la cena. Al terminar oramos por ellos y le planteamos la idea de realizar una vez por semana estudios bíblicos, algo que nació en el momento, no fue nada programado, pero ellos aceptaron el desafío.

"Porque toda la ley en esta sola palabra se cumple: Amaras a tu prójimo como a ti mismo". Gálatas 5:14. (RVR)

Llegó la semana siguiente y la verdad pensé que solo asistirían algunos, pero nos maravillamos al ver que llegaron más de 20 jóvenes; hoy me regocijo al saber que esto continuó por meses, cada lunes recibimos en nuestro hogar alrededor de 15 jóvenes, donde adoramos al Señor y compartimos de su palabra, Dios nos ha respaldado porque nació en su corazón.

Uno de los cantantes favoritos de Kaithlyne vendría a Panamá por primera vez el 17 de agosto del 2019, al saber del concierto, Kaithlyne aún vivía, pero estaba en etapa terminal, aun así, yo siempre que le cantaba algunas canciones de este cantante le decía: "Tienes que levantarte para ir juntas al concierto". Ella asentía con su cabeza y una sonrisa. Al fallecer Kaithlyne, se volvió emotivo para toda la familia el poder asistir.

Me contacto con las personas que vendían los boletos, conversando les cuento el anhelo de mi princesa en asistir al concierto, pero lamentablemente no sería posible. Una de las cosas que como madre más hago es hablar de Kaithlyne, es algo inevitable, el extrañar al ser querido te hace rememorar a cada instante los bellos recuerdos que llevas como un puñal en el corazón.

Ellos sintieron interés por nuestra historia, me instaron

a crear un video relatando el testimonio de Kaithlyne y como las canciones de este ministro de la alabanza llegaron a ser un apoyo espiritual y de bendición en un proceso doloroso; aceptamos el reto y junto a Gerardo (primo), creamos un video súper especial que llegó a muchas personas por medio de las redes sociales.

El día del concierto asistí con mi esposo e hijo, el boleto incluía una conferencia privada en horas de la mañana, al final el ministro solicita que pasen al frente los padres de la niña del video, se refería a nosotros, y eso nos tomó de sorpresa, pasamos y él nos dice que cada vez que le hacen una invitación a un país, le pregunta a Dios, *¿por qué le abre las puertas en ese país?* y que al ser la primera vez que venía a Panamá con mayor intensidad le preguntó, en este caso el Señor le dio una respuesta, donde le señala que debía venir a Panamá para ministrar a una pareja de esposos que requería una palabra de parte de Dios y sin duda alguna se trataba de nosotros.

Mi esposo y yo al escucharle empezamos a llorar, solo había pasado 3 meses de la muerte de nuestra hija, Dios estaba con nosotros para confortar y entregarnos un soplo de vida. El cantante nos contó el testimonio de su mamá entre otras cosas, al final nos abraza, nos canta una canción que nunca yo había escuchado, pero quedó dando vueltas en mi cabeza. Observamos la prueba de sonido, y logré tener la oportunidad de cantar junto a él un pedacito de la canción que ha Kaithlyne le encantaba, y fue de fortaleza antes de la operación y en los tratamientos de quimioterapia y radioterapia, mi corazón quería estallar de alegría. Al salir enseguida busque en internet la canción que nos cantó, la misma nos habla que, aunque no entendamos los procesos de Dios, debemos seguir confiando que sus pensamientos no son como los nuestros como lo dice en **Isaías 55:8** **"Porque mis pensamientos no son vuestros pensamientos, ni vuestros caminos mis caminos, dijo Jehová".** (RVR)

Al día siguiente recibimos la noticia que el papá de mi esposo, se lo llevaron de urgencias al hospital, los días siguientes continuo de gravedad, y lamentablemente falleció el martes 20 de agosto, otro golpe recio para la familia a tan solo 3 meses de que mi Princesa se fuera a los cielos. Yoni estaba afligido con la noticia, no era para más, no había asimilado lo de su hija, cuando ya estaba en otra crisis emocional y económica, dos pérdidas físicas y terribles en tampoco tiempo. Pero qué bueno es descansar en la palabra de Dios, ella es un manjar espiritual cuando más lo necesitamos, ella nos dice: **"Ustedes no han pasado por ninguna prueba que no sea humanamente soportable. Y pueden ustedes confiar en Dios, que no los dejará sufrir pruebas más duras de lo que pueden soportar. Por el contrario, cuando llegue la prueba, Dios les dará también la manera de salir de ella, para que puedan soportarla".** 1 Corintios 10:13. (DHH)

El jueves de esa semana me tocaba exponer el mensaje de la palabra en mi congregación, fue complicado el no asistir, pero allí estaba mi esposo como un soldado por encima de su aflicción tan grande, apoyándome con la música, indudablemente Dios le sostenía.

A mediados de mayo, *Nacidos Para Adorar* aceptó la

invitación para participar de un festival de arte, presta la casualidad que era la misma semana, en que falleció el papá de Yoni, otro reto que afrontar, Dios nos estaba llevando a servirle en medio de la tormenta; así que cumplimos con el compromiso.

Nuestro Dios ha cambiado tantas cosas en nuestra vida, hemos sentido desfallecer, pero nuestro socorro ha sido él.

"Mi carne y mi corazón pueden desfallecer, pero Dios es la fortaleza de mi corazón y mi porción para siempre". Salmos 73:26. (RVR)

El 3 de noviembre nos sentamos a conversar en la terraza de la casa de mi madre, ella, una amiga y yo, vimos llegar a Yoni en el carro a mi casa que está frente a la casa de mi mamá, las luces de la casa estaban apagadas por lo tanto no nos percatamos cuando Yoni se bajó del carro, solo observamos cuando el carro venia hacia atrás, en mi mente pensé que Yoni saldría nuevamente, pero noto que el carro se acerca demasiado al portón de la casa de mi madre y empiezo a gritarle a Yoni que el portón estaba cerrado, pero no veo que se detiene, el carro golpea fuertemente el portón tirándolo al suelo, era como revivir una escena de película de acción, el carro en vez de frenar, logra tomar más impulso subiendo hasta la terraza, impacta contra una pilastra que logra detener el vehículo.

No tenía la osadía de abrir la puerta del carro, pensé que Yoni estaba adentro y le aconteció algo, de repente visualizamos a Yoni que venía corriendo, al parecer no le puso el freno de manos al carro, y como el estacionamiento está en una cuesta, el carro se deslizo; por lógica debió caer en una de las cunetas de la zanja, pero no fue así, sino que logró entrar hasta la otra casa, como si alguien lo estuviera conduciendo.

Gracias a Dios solo fueron daños materiales, nada que lamentar, pero en ese momento agradecimos a Dios por su cuidado, el dolor hace que se afecte la concentración, la forma de pensar, es como si lo que hemos perdido ocupa nuestro pensamiento de manera permanente. Empezamos a buscar respuestas de porque continuaban pasando cosas inexplicables en nuestras vidas, era evidente que Dios usa la tribulación como un proceso con propósito para nuestras vidas. Aunque nosotros no comprendemos lo que el Señor está haciendo, él tiene razones para hacerlas, no debemos desesperarnos sino confiar que cumplirá sus promesas y sus planes para con nosotros, que vamos a pasar por infinidades de lecciones, pero debemos creer y esperar.

Llega en el mes de febrero una actividad que, por sexto año consecutivo, une a todas las iglesias de nuestro corregimiento en los días de carnaval, y como todos los años *Nacidos Para Adorar* es invitado a ministrar. Uno de los días que nos tocó hacerlo, Dios trajo a mi memoria que desde el primer año había estado allí con mi hija, adorando con gozo y alegría, porque todo marchaba bien, en el año 2019 mi hija se encontraba postrada en cama, la deje bajo el cuidado de mis padres para poder asistir, nunca fue una decisión fácil; pero, aun así, nos esforzamos como está escrito en **2 Timoteo 2:10: "Por tanto, todo lo soporto por amor de los escogidos, para que ellos también obtengan la salvación que es en**

Cristo Jesús con gloria eterna". (RVR)

En ese momento recordaba que mi hija tenía 9 meses de fallecida, pero una vez más, estaba de pie, frente a miles de personas adorando, sin cuestionar a Dios, reconociendo que no era por mi fuerza, sino por el poder el Espíritu de Jehová.

"No con ejército, ni con fuerza, sino con mi Espíritu, ha dicho Jehová de los ejércitos". Zacarías 4:6. (RVR)

Nuestra adoración no debe depender de nuestro estado de ánimo, sino de la actitud del corazón, es ir más allá, no debe depende de nada de lo que yo tenga, o lo que Dios me dé, sino de lo que Dios es en mi vida, va por encima de lo que estamos viviendo. Es fácil levantar nuestra voz y adorar a Dios cuando todo en nuestra vida marcha bien, ni siquiera nos cuesta exaltarle y declarar lo bueno, maravilloso y todopoderoso que Él es. Pero cuán difícil es levantar nuestras manos en tiempos de angustias, pero El Señor desea que le adoremos en todo tiempo, que aprendamos a alegrarnos en medio de la dificultad. Nuestra adoración atrae su presencia, cambia nuestra perspectiva, nos ayuda entender que él está con nosotros en todo tiempo.

"Bendeciré a Jehová en todo tiempo; su alabanza estará de continuo en mi boca". Salmos 34:1. (RVR)

Por muchos años ore al Señor con suplica, para que al ministrar no fuera yo, sino él en mi boca, que me ayudara a que mis oídos siempre sean sensibles a la voz del Espíritu Santo, era un tema que me inquietaba mucho, quizás porque siempre escuchaba a grandes ministros testificar de lo que Dios hacía en sus vidas, yo sentía que no tenía nada valioso que decir, pero desde que mi familia entro en esta transformación de parte de Dios, todo cambio.

Mientras padecimos con Kaithlyne, Dios me daba palabras exactas, no solo ministrando, sino en todo lugar se me abrían las puertas, después de la muerte de mi hija notaba como Dios iba preparando todo, llenaba mi boca, al ver los videos me asombraba de como Dios utilizaba mi vida como un canal para bendecir. Nosotros no tenemos nada para dar, pero el señor nos dice abre tu boca y yo la llenaré.

Fui invitada a cantar a un sepelio de un joven, cuando empecé visualicé a la madre de este sentada en la primera fila de la iglesia, estaba desconsolada, no podía ni levantar su rostro, me identifiqué con su dolor, era como si pudiera palpar lo que ella sentía, la muerte de mi hija estaba reciente, yo solo me levanté y dije: "Hace un mes perdí a mi hija con tan solo 15 años y puedo entender perfectamente el dolor de la familia". Enseguida la señora levantó su cabeza, me miró fijamente y fue allí donde solté una palabra de fortaleza.

En otra ocasión me sucedió con el fallecimiento de dos jóvenes a quienes conocía, ambas madres en lugares distintos al abrazarlas me dijeron las mismas palabras: *Tú me entiendes*" y me preguntaron cómo hacer para no sentir dolor. Les dije firmemente: "El dolor cada día será vehemente, pero tienen al Espíritu Santo que es el mejor consolador".

Cuando llegué a casa meditaba en estas tres madres que también perdieron sus hijos, esto **marcó** mi vida, glorifiqué al Señor por todo lo que estaba permitiendo en mi vida, Dios me estaba enseñando, procesando fuertemente con situaciones dolorosas, para poder comprender a mis semejantes, y así poder ser portadora del mensaje de su palabra y un canal de bendición para su obra y gloria.

Los meses han pasado y hoy entiendo cuando dicen, lo que no se va en lágrimas, se va en suspiros, es algo que me sucede con mucha frecuencia, es un acto involuntario, es como recordar, desahogarme, es como un aire que me sobra por mi princesa que me hace mucha falta.

Una joven se acerca y me pregunta *¿Cómo te sientes?* me cuenta un hermoso testimonio de su hijo, Dios lo sanó de cáncer, me alegre por ella y su familia, pero al ir de camino a casa la tristeza me asedio, la mente me hizo una mala jugada, me preguntaba una y otra vez, como esa joven conociendo a Dios, recibió ese hermoso regalo de sanidad para su hijo, pero luego se apartó de los caminos del Señor, en mi interior sentí que ella no era agradecida, le decía a Dios, es cierto que no merezco nada, he cometido muchos errores en mi vida, pero soy tu hija y te sirvo con mi corazón, porque no me concediste el que mi hija viviera; quede en un silencio conmigo misma, reaccione y me respondí que no tenía derecho de reprochar absolutamente nada, empecé a sacar esos malos pensamientos, y le pedí con humillación a Dios que perdonara mi atrevimiento, pero son cosas que suceden en el proceso de duelo.

14

Nueva vida

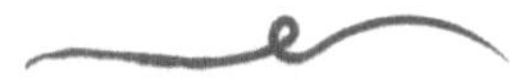

Cuando vivimos situaciones adversas es cuando creamos consciencia del aquí y ahora.

Han mudado muchas cosas en mi vida, en mi entorno familiar, el dolor me ha hecho fuerte, pero a la vez perceptible, hoy soy empática con los que pierden un familiar, con los que luchan contra alguna enfermedad, mi oración ya no es igual al pedir por los que están en los hospitales, mi espíritu gime por ellos, porque tuve la vivencia de estar en un hospital, experimente en carne propia por meses lo que viven las familias con un miembro con necesidades especiales, máximo cuando no se pueden valer por sí mismos.

Aprendí que no puedes dejar para mañana lo que puedes hacer hoy, vivimos llenos de prisa, trabajo, estrés y muchos factores que hacen que nuestros días sean como cualquier otro, cuando vivimos situaciones adversas o de una enfermedad es cuando creamos consciencia del aquí y ahora. No sacrifiquemos nuestro presente por pensar en el futuro que nos impide disfrutar del ahora.

El día de mañana no es prometido para nadie, hoy estamos y mañana no, hay que vivir el hoy, disfrutar de los bellos momentos que nos ofrece la vida, la familia y sobre todas las cosas la importancia de tener a Dios en nuestros corazones, aceptar la salvación y reconciliación que nos ofrece nuestro Salvador.

Porque dice: "en tiempo aceptable te he oído, Y en día de salvación te he socorrido. He aquí ahora el tiempo aceptable; he aquí ahora el día de salvación". 2 Corintios 6:2 (RVR)

Es importante que vivamos nuestras vidas de tal manera

que siempre estemos preparados para el día en el cual partiremos de este mundo, todos nuestros planes deben ser hechos teniendo a Dios en mente, no dejándole afuera, no buscarle cuando las cosas andan mal, sino tenerle presente en nuestras vidas siempre, para que cuando lleguen los días malos podamos tener contentamiento.

En muchas ocasiones me he sorprendido cuando las personas se dirigen a mí y me dicen *te admiro por tu fortaleza*, o me preguntan *¿cómo puedes hacer para estar de pie? como puedes brindar una palabra de aliento cuando estas pasando por una situación difícil o quizás peor; cómo puedes adorar a Dios en medio de la tristeza*, y un sin número de preguntas más.

Todo denota que somos cartas abiertas como lo cita el Apóstol Pablo en la palabra, el mundo nos mira y espera ver diferencias, solo el Espíritu Santo es consuelo en tiempos de angustia, lo dijo Jesús al ascender al cielo. Nuestras acciones son la base de las opiniones que los demás usan para crear opiniones de quienes somos. Jesús siempre resaltaba la importancia de nuestras obras, que debían ser claras y transparentes como la luz, para la Gloria de Dios.

Les puedo decir que el dolor sigue latente desde el primer día, no hay un día que no me despierte pensando en mi hija, en su sonrisa, en su voz diciéndome mami, anhelando un abrazo, un beso de buenos días, porque siento que fueron muy pocos los que le di, llorar todos los días por algún recuerdo, o con solo ver sus fotos.

El camino no ha sido fácil para nuestra familia, solo nosotros sentimos lo que perdimos cuando Kaithlyne se fue, no hay una nominación para quien ha perdido tempranamente un hijo. Entonces nos preguntamos ¿Es posible prepararse para la muerte de un hijo?

Cuando mi hija cumplió un año de haber fallecido, una amiga me dijo tienes que "superarlo" yo solo sonreí y no le dije nada, porque hay que vivirlo para entenderlo. La etapa de duelo es distinta en cada persona, cada uno experimenta el dolor de forma muy personal, no significa que unos sientan más dolor que otros, sino que lo expresan de formas diferentes. No es algo que necesariamente debamos o logremos "superar" el tener dolor por la pérdida no significa que no aceptamos la muerte, sino que es un proceso interno, es convivir con esa pérdida, saber que el dolor es algo natural en el ser humano, es parte de la vida.

Todos en algún momento de nuestra vida vamos a sentir tristeza, echar de menos a alguien, pero debemos continuar con la realidad que esa persona ya no estará, a medida que pasa el tiempo, el dolor se va mitigando y en su lugar queda la nostalgia que aparece cuando sobreviene el recuerdo. La biblia es poesía al describir en Eclesiastés 3 que todo tiene su tiempo, y todo lo que se quiere debajo del cielo tiene su hora; tiempo de nacer y tiempo de morir; tiempo de llorar y tiempo de reír, la vida tiene experiencias agradables y desagradables que no se pueden evitar.

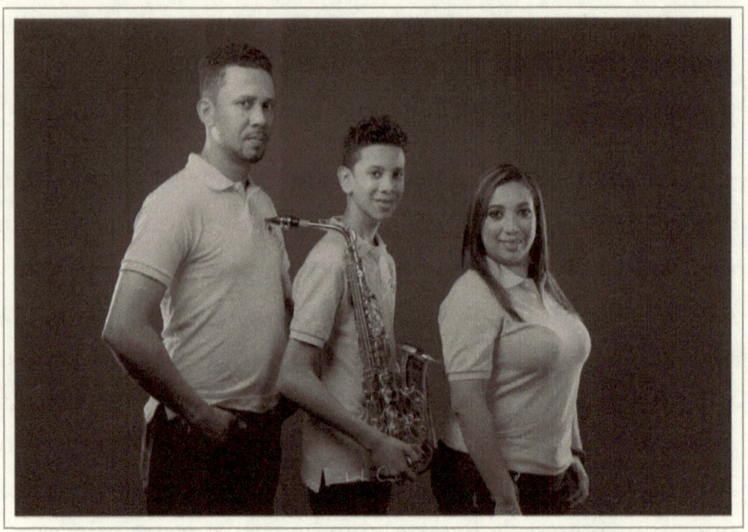

Mi salud por un periodo de tiempo fue afectada con mareos, presión alta, agitación, muchos dolores de cabeza, dificultad para conciliar el sueño que no tenían explicación médica, leyendo un artículo sobre el duelo, aprendí que las personas cuando pierden un familiar, las emociones negativas y el sufrimiento intenso debilita nuestro sistema inmunológico y somos vulnerable a tener síntomas en los siguientes meses de la pérdida, es una reacción que manifiesta nuestro cuerpo ante el dolor.

Hay muchas cosas que en lo personal me han afectado, pero he tenido que orar mucho a Dios para que esos sentimientos no dominen mi mente. Ver a madres con sus hijas compartiendo me deprimía, porque recordaba que yo no lo podía vivir con mi niña, ir a fiestas de 15 años me hacía llorar porque recordaba el de Kaithlyne, asistir a las bodas es tener que controlar mi mente para que no salgan lágrimas al ver entrar a la novia, y saber que no podre ver a mi niña vestida de blanco caminando hacia el altar, me parte el corazón.

Ver a padres descuidados con sus hijos, sin velar por su cuidado, me hace preguntarme ¿Porque a mí? si yo cuidaba y amaba a mi hija. Pero solo Dios tiene el control, nuestra mente finita no puede lograr entender los propósitos y designios de nuestro Dios.

De algo si estoy completamente segura que el proceso está hecho para que se revele el futuro, el potencial escondido, nuestro llamado, así como son abiertos nuestros sentidos espirituales.

Juan Apóstol de Jesucristo, fue desterrado en la isla de Patmos, por causa de la palabra de Dios y el testimonio de Jesucristo, en el Espíritu escucha la voz de Dios como una trompeta, como estruendo de muchas aguas, termina su proceso escribiendo un libro que ha impactado al mundo, el libro de *"Revelación o Apocalipsis"* que habla de la profecía de los últimos tiempos, mirando la nueva Jerusalén y las calles de oro, contemplando el rostro de Jesús.

"¡Quien diese ahora que mis palabras fuesen escritas! ¡Quien diese que se escribiesen en un libro; que con cincel de hierro y con plomo fuesen esculpidas en piedra para siempre!". Job 19:23. (RVR)

Job no tenía idea de que su drama y tragedia personal serían escritos en un libro para el beneficio de innumerables personas a través de generaciones.

Así como Juan y Job, nunca imaginé que meses después del fallecimiento de mi princesa, escribiría un libro que trasmitiera a través de mis palabras en papel, en cada página un relato minucioso de una historia triste, de fortaleza y amor, estoy segura que será de testimonio, ayuda y bendición para muchas personas.

CONCLUSIÓN

No he tenido una respuesta del ¿porque Dios nos escogió para esta difícil prueba? Su silencio me hizo examinar muy dentro de mí, que cosas han cambiado en mi vida, que aprendizajes acogí en este proceso de amor.

Mi recapitulación es la siguiente:

- Dios es fiel y por siempre lo será.
- Cada segundo de vida que nos regala Papá Dios, es una prerrogativa, una misericordia y bendición inmerecida.
- Conocer quiénes son en realidad tu familia y amigos, porque están en los momentos decisivos.
- Vivir la experiencia que somos cartas abiertas.
- En medio del dolor, experimentas la mejor adoración.
- Te haces sensible y empático con el dolor de los demás
- La voluntad de Dios es buena, agradable y perfecta.

"No os conforméis a este siglo, sino transformaos por medio de la renovación de vuestro entendimiento, para que comprobéis cual sea la buena voluntad de Dios, agradable y perfecta". Romanos 12:2. (RVR)

Siempre considere que las victorias se ganaban con la sanidad o al cumplirse el deseo de nuestro corazón. Pero aprendí que la mayor victoria es la vida eterna y poder estar en la presencia del Señor.

No fue fácil redactar la historia de Kaithlyne, las primeras líneas están desbordadas de lágrimas y una profunda tristeza que finalizaba con el computador apagado, me hice fuerte, luche contra el dolor, hasta que descubrí en cada página que Kaithlyne nació para vencer y ser heredera de victoria; hoy mi corazón se regocija porque nos dejó…

MARCAS DE VICTORIA

"El que venciere, será vestido de vestiduras blancas; y no borraré su nombre del libro de la vida, y confesaré su nombre delante de mi Padre, y delante de sus ángeles". Apocalipsis 3:5. (RVR)

¡Hay victoria en Cristo Jesús!

SOBRE LA AUTORA

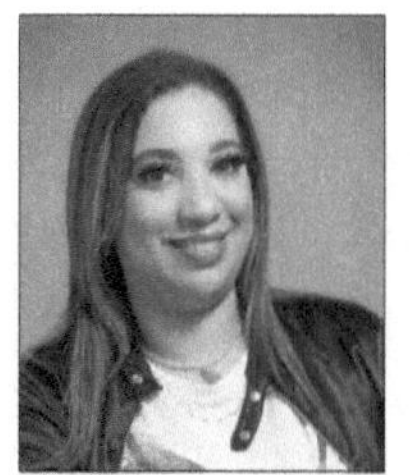 Dailys Esther González de De la Rosa, nació en la ciudad de Panamá en septiembre de 1983 en un corregimiento de hermosas playas, llamado Veracruz.

Cuenta con 37 años y estudio Administración de Empresas Turísticas en la Universidad de Panamá.

Tiene siete años laborando en un centro educativo infantil en el área de administración, donde observa en cada niño(a) un excelente maestro, aprendiendo a través de sus miradas tiernas a ser feliz, divertida, a perdonar, y vivir cada problema como una gran aventura en un parque de diversiones.

Su primer y más grande ministerio su familia, conformada por un matrimonio de 17 años con su esposo Yoni y con el privilegio y bendición de Dios en ser padres de un hermoso chico llamado Adriel.

Actualmente estudia canto y comparte la pasión de la música con su familia, ama cantar y adorar a Dios con todo el corazón, porque entiende que una alabanza con unción puede transformar vidas y dar esperanza al perdido. Desde el año 2012 es miembro fundador y Vocalista del Ministerio

Nacidos para Adorar, grupo musical panameño. Lanzaron su primera producción musical titulada *Tu Gloria*, en el año 2017.

Voluntaria en iniciativas sociales, trabajando con población vulnerable de barrios urbanos y semiurbanos con énfasis en el trabajo con niños, adolescentes y jóvenes. Facilitadora de conferencias y talleres, dirigidos al crecimiento espiritual-cristiano en desarrollo de habilidades blandas y prevención de factores de riesgos como drogas, alcohol y embarazos en adolescentes.

<u>Contactos</u>

Facebook: Dailys González
Instagram: dailysther_g
Correo: dailys14@hotmail.com

PREGUNTAS DE REFLEXIÓN

MARCAS DE VICTORIA

Lo que encontrarás a continuación es una representación de preguntas y respuestas que las personas me realizaron durante mi proceso de duelo, tuve la idea de lanzar un reto en las redes sociales y descubrí que muchos deseaban saber la parte emotiva de la situación cuando se trata de la pérdida de un hijo, fueron 12 preguntas que tocaron mi alma, la mayoría logró en mi asombro, porque recordé cosas súper interesantes que me hicieron reflexionar desde otra perspectiva. Deseo compartirlas con el lector ya que también para mí fueron un bálsamo de resistencia.

1. *¿En qué momento tocaron fondo, si hubiese alguno, y cómo subieron a tomar aire y poder continuar?* (Maribel)

R: Creo que por lo difícil de la situación muchas veces pensamos que tocamos fondo, pero sin duda alguna, cada vez era peor, era como estar en un video juego, cada nivel era más difícil, tener que usar ese fondo para tomar aire, impulsarte y volver ascender. Dios es la fuerza que necesitamos para tomar ese impulso que produce respiro y liberación para poder continuar en cada etapa.

2. ¿Cómo superar la muerte de un hijo? (Ana)

R: Como padres, no hemos experimentado algo más traumático que perder a nuestra hija, no sé si la palabra correcta es superar, pero sí hemos aprendido a convivir con el dolor. La palabra muerte literalmente significa "separación", cuando nuestra alma se separa de nuestro cuerpo morimos físicamente, pero nuestra alma y espíritu no dejan de existir, no todo acaba allí. Para mí la clave es la esperanza que tenemos los hijos de Dios, que los muertos en Cristo resucitarán primero.

3. *¿Cómo fue ese momento en el que el médico le dio la noticia de la enfermedad de tu princesa?* (Jasmiret)

R: Quedé silenciada frente a la pediatra, al salir del consultorio caminé por el pasillo del hospital, con mi mente en blanco, me sentía tan liviana que pensé que caminaba en el aire, hasta que reaccioné y empecé a llorar. Es contradictorio, una parte de mí afrontó un mundo desmoronado sin aclaración humana y la otra parte esperanza de tener un Dios Todopoderoso que podía hacer el milagro.

4. *¿Cómo superaron los abuelos la pérdida?* (Cecilia)

R: Abuela Felicia: Cuando superas algo es pasar un límite, una cantidad que hubieses considerado, se podría decir pasar algo de lo normal. En otras palabras, es superar obstáculos o una situación desfavorable. La pérdida de un nieto es algo que jamás se puede superar, más bien es volver a empezar y saber que a los que aman a Dios todo les ayuda a bien. El recuerdo te acompaña día tras día y lo único que produce paz es la seguridad que ella está en un lugar mejor, donde no hay dolor, ni tristeza.

5. *¿Cómo han logrado salir adelante sin la princesa?* (Magaly)

R: Creo que no hay un manual, receta, ni tiempo, porque cada caso es único y lleva su propio proceso. Es duro, implica dolor, pero la vida continúa, sus recuerdos siguen íntegros y eso es motivo suficiente para entender que, si ella fue una guerrera a pesar del dolor, nosotros en su honor debemos seguir su ejemplo.

6. *¿Cómo uno hace al levantarse, preparas el desayuno y llamas a tus hijos y falta uno?* (Amparo)

R: Nunca me ha pasado en el desayuno, porque al abrir mis ojos cada mañana lo primero que hago es mirar a la derecha de mi cama, pensando que mi princesa estará allí y no está; pero sí me pasa que cuando me preguntan cuántos somos en la familia, o cuantos hijos tengo, inconscientemente la cuento o me cuesta hablar en presente que solo tengo un hijo.

7. *¿Cuál fue la parte más dolorosa del proceso?* (Martha)

R: En el momento que cada acontecimiento se iba dando, lo consideramos el más doloroso, ejemplo:

- La operación

- Las quimioterapias y radioterapias.

En efecto fueron muy dolorosos, pero considero que el más difícil fue verla postrada totalmente en una cama, sin valerse por ella misma y a eso debo agregar en los últimos días el problema para respirar.

8. *¿Cuál fue y es la reacción de su hermano?* (Michelle)

R: Esta es una de las preguntas más interesantes, Kaithlyne y Adriel al llevarse solo un año siempre fueron unidos e inseparables.

Adriel durante el proceso de enfermedad de su hermana se mantuvo muy callado, su mundo empezó a desmoronarse de muchas maneras, su carácter afable y cariñoso empezó a cambiar a reacio, malhumorado y todo le enfadaba. Cuando estaba junto a su hermana seguía siendo el mismo, nunca dejó que observara sus cambios; se mostraba atento, cariñoso, jugaba y cuidaba de ella. Cuando llegó el punto crítico del proceso le afectaba verla, ya no quería cuidarla, en ocasiones notaba que lloraba al salir de la habitación.

Recuerdo que le suplicamos visitar a su hermana en sus últimos días en el hospital, nos decía que no quería verla así.

Todos los sábados los llevaba a clases de música, en los últimos meses antes de que Kaithlyne enfermara, asistieron sin mi compañía. Adriel empezó a manifestar que no deseaba asistir a las clases, muchas veces tomaba el transporte y se quedaba en la estación de buses, no llegaba a la escuela de música, lo regañaba hasta que reflexioné que le afectaba ir solo, sin la compañía de su hermana.

Al morir su hermana las cosas cambiaron aún más, Adriel no quería nada, incluso ni asistir a la iglesia, al preguntarle los motivos, respondía que no pasaba nada, se sumergió en su mundo y espacio, encerrado en su habitación, no deseaba ir al cine, salir a comer, absolutamente nada, era muy difícil lograr que saliera de casa. Al pasar el tiempo las cosas empezaron a mejorar, decidió trasladarse para la habitación de su hermana y me pidió que no le tocara nada, que lo dejara tal cual, dormía abrazado de Bolita, el peluche de su hermana. En ocasiones, cuando entro de madrugada a la habitación, lo encuentro con fotos o cuadros de Kaithlyne pegados a su rostro. Nunca le he replicado, le he cedido su espacio, porque entiendo que cada uno de nosotros lleva el duelo de maneras distintas.

9. *¿La ausencia de Sachalita en la vida de ustedes les ha motivado a ser parte de alguna obra de apoyo, dígase social en niños y jóvenes en los hospitales oncológicos?* (María Luisa)

R: Cuando Kaithlyne aún vivía, en una de las ocasiones en que estuvo hospitalizada, meditaba en el hecho de visitar a los pacientes, llevar cantos, payasos, regalos, comida y una palabra de bendición, se lo compartí a mi esposo y a mi mamá, y a ellos les emociona la idea de hacerlo, es algo que está en mi corazón. Al morir Kaithlyne, el sentimiento está, pero no es fácil regresar al hospital y revivir momentos fuertes, esperamos el tiempo prudente.

10. **¿El cáncer cambia en algún aspecto el carácter y la vida de las familias que pasan por este proceso?** (Cecilia)

R: Otra pregunta interesante, porque logré hacer un autoanálisis de mi familia. Diría que sí, ser familiar de un paciente de cáncer nos impacta la vida y la perspectiva, es como entrar a una dimensión desconocida, no esperas que llegué, te toma de sorpresa y no hay opciones. Sufres en todos los aspectos: físico, espiritual, psicológico, social e intelectual. Se altera nuestro sistema nervioso al no descansar lo necesario, vives bajo estrés y preocupación, sientes que tu mente no descansa porque estas en un constante corre-corre que logra fatigarte física y mentalmente, hasta llegar a un agotamiento progresivo, las rutinas diarias cambian para todos, debemos asumir nuevas funciones y responsabilidades.

Después de que Kaithlyne murió, llegó la etapa del duelo, que es una conexión de lo que se ha perdido y de lo que sentimos en nuestro interior, cada miembro de la familia reacciona de maneras diferentes según sus propias experiencias y su personalidad. La pérdida nos hace sentir diferentes a los demás, saber quién eres, cómo es la gente que te rodea, conocer tus propios límites, solo uno sabe todo lo que se perdió. Hay palabras como "viudo o viuda" o "huérfano", sin embargo no existe nominación alguna para quien pierde un hijo. En algunos aspectos nos hace muy sensibles, profundamente tristes, solos, sentimentales, con un cambio de ánimo constante, enojados, no sabes ni por qué, sentimos ira, muchas veces volátil por la impotencia de querer que las cosas no sean lo que estás sintiendo; no comprendemos muchas cosas, naturalmente, las emociones también son parte del dolor. Es como una montaña rusa llena de altos y bajos intensos, muchas veces llegas a pensar que el mundo que te rodea puede parecer menos paciente con tu dolor, sientes que en algunas ocasiones te pones una máscara mientras realizas los movimientos de la vida. Pero te das cuenta que debes lidiar con la continua presencia de la ausencia.

11. ¿Cuáles fueron los síntomas iniciales que presentó la nena, que los motivaron a llevarla al médico? (Deika)

R: Los primeros síntomas fueron dolor de cabeza y vómitos, la llevamos al hospital, se le controló con medicamentos recetados por el médico.

Los dolores de cabeza eran esporádicos, el detonante fue que el dolor de cabeza llegó a un nivel intolerable, incluyendo adormecimiento de la parte derecha de su cuerpo y lengua, tanto que se le enredaba al hablar.

12. ¿Qué haces cuando vienen a tu mente sus recuerdos, sus risas, sus gritos, su música? (Azalia)

R: Los recuerdos son permanentes y deseo que jamás salgan de mi mente. En cada cosa que hacemos, salen a relucir sus recuerdos que nos llevan a conversar de su vida. En algunas ocasiones reímos al recordar sus ocurrencias y logros, pero la gran mayoría de las veces lloramos por dos motivos:

- Al recordar lo que padeció en sus últimos días.
- Que no está y la extrañas demasiado.

Es inevitable no hablar en el día a día de Kaithlyne, sigue intacta en nuestros corazones desde el momento en que la vi y la escuché llorar cuando nació, hasta el último día de su vida.

Marcas de Victoria de una Princesa